腰痛
診療ガイドライン2019

改訂第2版

監修
日本整形外科学会
日本腰痛学会

編集
日本整形外科学会診療ガイドライン委員会
腰痛診療ガイドライン策定委員会

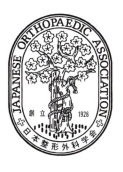

南江堂

腰痛診療ガイドライン 2019（改訂第 2 版）策定組織

監　修
　日本整形外科学会
　日本腰痛学会

編　集
　日本整形外科学会診療ガイドライン委員会
　腰痛診療ガイドライン策定委員会

診療ガイドライン 2019（改訂第 2 版）策定組織

＜日本整形外科学会＞
理事長	山崎　正志	筑波大学 教授

＜日本整形外科学会診療ガイドライン委員会＞
担当理事	志波　直人	久留米大学 教授
委員長	市村　正一	杏林大学 教授
アドバイザー	吉田　雅博	国際医療福祉大学 教授，日本医療機能評価機構

＜腰痛診療ガイドライン策定委員会＞
委員長	白土　修	福島県立医科大学会津医療センター附属病院 副院長
委　員	新井　嘉容	埼玉県済生会川口総合病院 副院長
	井口　哲弘	済生会兵庫県病院 参与兼部長
	今釜　史郎	名古屋大学 准教授
	尾形　直則	整形外科尾形クリニック 院長
	折田　純久	千葉大学 特任准教授
	川上　守	和歌山県立医科大学附属病院紀北分院 教授
	酒井　大輔	東海大学 准教授
	佐藤　公昭	久留米大学 教授
	高畑　雅彦	北海道大学 准教授
	竹下　克志	自治医科大学 教授
	辻　崇	藤田医科大学 教授
	二階堂琢也	福島県立医科大学 准教授
作成方法論担当委員	吉田　雅博	国際医療福祉大学 教授，日本医療機能評価機構
アドバイザー	住谷　昌彦	東京大学緩和ケア診療部 / 麻酔科・痛みセンター 准教授
	藤野　圭司	藤野整形外科医院 院長

＜構造化抄録作成協力者＞（五十音順）

新井　嘉容	安藤　　圭	井口　哲弘
石元　優々	井手　洋平	伊藤　研悠
伊藤　定之	井上　太郎	井上　泰一
今釜　史郎	岩﨑　　博	岩橋　頌二
岩渕　真澄	遠藤　照顕	大田恭太郎
尾形　直則	折田　純久	籠谷　良平
加藤　欽志	川上　　守	神原　俊輔
北川　智子	木村　　敦	小清水宏行
後藤　雅史	小林　和克	小林　　洋
小松　　淳	坂井顕一郎	酒井　大輔
佐々木真一	佐藤　公昭	猿渡　力也
島﨑　孝裕	白石　康幸	白土　　修
高畑　雅彦	高見　正成	竹下　克志
田中　智史	辻　　　崇	都島　幹人
筒井　俊二	寺口　真年	富永　亮司
友利　正樹	鳥越　一郎	中江　一朗
中川　雅文	中川　幸洋	長田　圭司
二階堂琢也	橋爪　　洋	日野　雅之
福田　宏成	町野　正明	松倉　　遊
松原　庸勝	溝上　健次	南出　晃人
峯玉　賢和	森野　忠夫	両角　正義
山口　英敏	山田　　圭	山田　　宏
湯浅　将人	湯川　泰紹	横須賀公章
吉田　隆紀	吉田　龍弘	渡邉　和之

日本整形外科学会診療ガイドライン改訂にあたって

　診療ガイドラインとは，「医療者と患者さんが特定の臨床状況において，適切な診療の意思決定を行うことを支援する目的で系統的に作成された文章」である．わが国では，厚生省（当時）の医療技術評価推進検討会（1998〜1999年）の報告書を踏まえて，科学的根拠に基づく医療（evidence-based medicine: EBM）を普及させるためのひとつの方策として，エビデンスに基づく診療ガイドラインの策定が推進された．

　日本整形外科学会においては2002年に，運動器疾患診療におけるガイドラインの作成対象として，日常診療で遭遇する頻度の高い疾患および重要性が高いと思われる疾患の計11疾患を選定し，診療ガイドラインの作成を開始した．その後，対象とする疾患を増やし，現在までに16疾患の診療ガイドラインが出版あるいは公開され，新たに2疾患の診療ガイドラインの策定が進行している．

　診療ガイドラインの策定時には，最新のエビデンスを含めた客観的信頼性の高い診療情報が記載される．しかしひとたび出版・公開された診療ガイドラインは，日々進歩していく医療から取り残されていく．診療ガイドラインは，最新の診断・治療そして医療制度に迅速かつ適切に対応することが求められており，定期的な改訂が必要である．

　日本整形外科学会では，運動器疾患診療に携わる他学会とも連携して，診療ガイドライン委員会ならびに各診療ガイドライン策定委員会の主導のもと，出版・公開された診療ガイドラインの改訂作業を順次進めてきた．本ガイドラインの改訂も，多くの先生方の尽力により完成にいたった．本ガイドラインが整形外科診療の質のさらなる向上やEBMの実践・推進をもたらし，インフォームド・コンセントに基づく最適な治療法の選択に役立つことを祈念する．

　2019年5月

日本整形外科学会理事長

山崎　正志

運動器疾患ガイドライン策定の基本方針

2011 年 2 月 25 日

日本整形外科学会診療ガイドライン委員長

1．作成の目的

本ガイドラインは運動器疾患の診療に従事する医師を対象とし，日本で行われる運動器疾患の診療において，より良い方法を選択するためのひとつの基準を示し，現在までに集積されたその根拠を示している．ただし，本書に記載されていない治療法が行われることを制限するものではない．主な目的を以下に列記する．

1）運動器疾患の現時点で適切と考えられる予防・診断・治療法を示す．
2）運動器疾患の治療成績と予後の改善を図る．
3）施設間における治療レベルの偏りを是正し，向上を図る．
4）効率的な治療により人的・経済的負担を軽減する．
5）一般に公開し，医療従事者間や医療を受ける側との相互理解に役立てる．

2．作成の基本方針

1）本ガイドラインはエビデンスに基づいた現時点における適切な予防・診断と適正な治療法の適応を示すものとする．
2）記述は可能な限りエビデンスに基づくことを原則とするが，エビデンスに乏しい分野では，従来の治療成績や理論的な根拠に基づいて注釈をつけた上で記述してもよい．
3）日常診療における推奨すべき予防・診断と治療法をエビデンスに基づいて検証することを原則とするが，評価が定まっていない，あるいはまだ普及していないが有望な治療法について注釈をつけて記載してもよい．

3．ガイドラインの利用

1）運動器疾患を診療する際には，このガイドラインに準拠し適正な予防・診断・治療を行うことを推奨する．
2）本ガイドラインは一般的な記述であり，個々のケースに短絡的に当てはめてはならない．
3）診療方針の決定は医師および患者のインフォームド・コンセントの形成の上で行われるべきであり，特に本ガイドラインに記載のない，あるいは推奨されていない治療を行う際は十分な説明を行い，同意を得る必要がある．
4）本ガイドラインの一部を学会方針のごとく引用し，裁判・訴訟に用いることは本ガイドラインの主旨ではない．

4．改　訂

本ガイドラインは，運動器疾患診療の新たなエビデンスの蓄積に伴い随時改訂を行う．

改訂第2版の序

『腰痛診療ガイドライン2012』が策定されてすでに6年半が経過した．策定作業に直接携わった者の一人として，このガイドラインが腰痛診療の発展のために一定の役割を果たしたと自負している．しかし，発刊当時から多くの研究や論文が発表され，腰痛治療に関する新たな知見が積み上げられた．ガイドラインの約半数は，まさに6年で時代遅れとなり，3〜5年ごとに定期的に改訂されるべきという報告もある．かかる背景を基に，その改訂版を策定すべく腰痛診療ガイドライン改訂版策定委員会が編成された．2015年12月に第1回委員会が開催され，爾来3年を超える年月，作業を進めてきた．2018年末に最終原稿が完成し，今ここに完成版を世に問う．

改訂版の理念は，初版と同じである．腰痛のプライマリケアに焦点を絞り，腰痛患者に対して正しく，的確なトリアージを可能せしめることとした．整形外科医はもちろん，内科医をはじめとする各専門医家にとって，evidence-based medicine（EBM）に則った適切な情報を提供する目的も同じである．しかし，前回と比べ，ガイドライン策定方法は世界的に大きく変化した．改訂版では，日本医療機能評価機構（Minds）が新しく出版し，推奨する『Minds診療ガイドライン作成の手引き2014』に完全準拠した．特徴は主に2つである．①「エビデンス総体（body of evidence）」の重要性：従来，個々の論文のエビデンス単体を基盤とした作成から，複数の論文をシステマティックレビューし，採用されたエビデンス全体を「エビデンス総体」として評価・統合した．②「益と害（benefit and harm）のバランス」を考慮：従来，診断・治療法の有益性にのみ注目していた作成法を，その有害性にも着目して評価した．まさしく，global standard（世界標準）的なガイドラインといえる．

本ガイドライン作成に際しては，数多くの方々の御協力を得た．まずはじめに，策定委員12名，アドバイザー2名の先生方には最大の謝意を送りたい．特に，作成方法論担当委員として参画いただいた吉田雅博先生（Minds）には，すべての過程で適切な助言をいただいた．心から感謝申し上げる．日本整形外科学会理事長 山崎正志先生，同 診療ガイドライン委員会担当理事 志波直人先生，同委員長 市村正一先生の御支援・御配慮なくして，改訂版は完成しなかった．併せて，謝意を表したい．日本整形外科学会 会員，日本脊椎脊髄病学会 指導医，日本腰痛学会 評議員，日本運動器疼痛学会代議員の先生方には，多数の貴重な御意見を頂戴し，参考にした．この場を借りて，心から御礼を申し上げる．文献検索，策定業務の集約など，すべての実務面では，国際医学情報センター 深田名保子氏に，刊行に際する専門的業務では，南江堂 枳殻智哉氏に御世話戴いた．併せて御礼を申し上げる．

すべての臨床医家，ひいては腰痛に苦しむ患者さんにとって，本ガイドラインが診療の「道標」となることを切に願うものである．

2019年5月

日本整形外科学会
腰痛診療ガイドライン策定委員会
委員長　白土　修

初版発行時の編集

監　修
　日本整形外科学会
　日本腰痛学会

編　集
　日本整形外科学会診療ガイドライン委員会
　腰痛診療ガイドライン策定委員会

診療ガイドライン策定組織
　＜日本整形外科学会＞
　　理事長　　　岩本幸英
　＜日本整形外科学会診療ガイドライン委員会＞
　　担当理事　　久保俊一
　　委員長　　　金谷文則
　＜腰痛診療ガイドライン策定委員会＞

委員長	白土　修				
委　員	新井嘉容	稲見　聡	内田研造	川口善治	木村　敦	竹下克志
	辻　　崇	土井田稔	宮本雅史	矢吹省司		
アドバイザー	高橋和久	米延策雄				

　＜構造化抄録作成協力者＞（五十音順）

新井嘉容	石川哲大	稲見　聡	岩井智守男	内田研造	江口　和	遠藤健司
大島　寧	大鳥精司	荻久保修	小野寺剛	折田純久	恩田　啓	角谷賢一朗
加藤　剛	加藤仲幸	鴨田博人	川口善治	川端茂徳	北村繁行	木村　敦
金　　竜	元文芳和	今野俊介	坂井顕一郎	佐々木真一	白土　修	杉田守礼
杉田大輔	鈴木　都	須藤賢太郎	関　庄二	相馬一仁	高橋和久	竹下克志
筑田博隆	張　鍾穎	辻　　崇	土井田稔	富澤將司	中嶋隆夫	中嶋秀明
中野正人	並川　崇	二階堂琢也	西田康太郎	原　慶宏	前野耕一郎	増田和浩
宮城正行	宮本雅史	村上秀樹	森井次郎	森山徳秀	安田剛敏	矢吹省司
山本潤哉	由留部崇	吉井俊貴	米澤郁穂	米延策雄	渡邉修司	

初版の序

　腰痛は一つの疾患単位ではなく，症状の名称である．しかし，これが最も代表的な common disease（誰でもなり得るありふれた病気, 頻度の高い疾患）の一つであることは疑いの余地がない．事実，厚生労働省国民生活基礎調査でも，常に上位に名を連ねる．Common disease であるが故に，その具体的な詳細に関する研究，文献，書籍は膨大な数に上る．一般大衆向けの雑誌，テレビなどのマスメディアでも腰痛に関わる記事，番組の特集は枚挙に遑がない．医療者，非医療者が腰痛という「国民病」に関心を持ち，時に正しい行動を取り，時に誤った情報を流す．しかし，我々整形外科医は，骨・軟骨・関節・脊椎・脊髄・神経・筋肉という運動器のエキスパートである．腰痛の研究，治療に携わって 100 年以上という確固たる歴史を有する．我々が腰痛治療の王道を行かずして，誰がその道を行こうか？

　腰痛診療ガイドラインは係る状況を鑑み，日本整形外科学会が企画し，日本腰痛学会が主体となり作成された．その理念は，腰痛治療のプライマリケアに焦点を絞り，腰痛に苦しむ患者に対して正しく，的確なトリアージを可能せしめることである．腰痛に最も豊富な治療経験を有する整形外科医はもちろん，内科を始めとする各専門医家にとって，EBM に則った適切な情報を提供することを目的とした．その理念・目的を基に，平成 20 年冬，第一回腰痛診療ガイドライン策定委員会が開催された．爾来 4 年の歳月が流れ，ここに日本版腰痛診療ガイドラインが上梓された．読者諸氏が，委員会メンバーの真意と労苦を汲み取り，本ガイドラインを有効活用して下さることを心よりお願い申し上げたい．

　本ガイドライン作成に際しては，数多くの方々の御協力を得た．特に，腰痛診療ガイドライン策定委員会委員とアドバイザーの諸先生方には，計 20 回に及ぶ委員会でお世話になった．彼らとは時に激論を交わし，時に腰痛診療に対するシンパシーを共有した．今では，「戦友」のような感慨を抱く．深甚なる感謝の意を表したい．日本整形外科学会理事長 岩本幸英先生，同診療ガイドライン委員会担当理事 久保俊一先生，同委員長 金谷文則先生の御支援・御配慮が無ければ，もとより本ガイドラインは日の目を見るに至らなかった．作製の過程においては，日本整形外科学会，日本脊椎脊髄病学会，日本腰痛学会の代議員，評議員の先生方から，多数の貴重な御意見を頂戴した．この場を借りて，心からの御礼を申し上げたい．文献検索，構造化抄録作成等の実務面では，国際医学情報センター逸見麻理子氏に無理難題を常に快くお引き受け戴いた．併せて御礼を申し上げる．

　本ガイドラインが腰痛診療に携わる全ての医師，腰痛に苦しむ全ての患者さんの福音となることを祈念して，本書の序に代える．

2012 年 10 月

日本整形外科学会
腰痛診療ガイドライン策定委員会
委員長　**白土 修**

目　次

前　文 ……………………………………………………………………………………1

Background Question 1	腰痛はどのように定義されるか ………………………………	7
Background Question 2	腰痛の病態は何か ………………………………………………	9
Background Question 3	腰痛の自然経過はどのようであるか …………………………	12
Background Question 4	腰痛は生活習慣と関係があるか ………………………………	15
Background Question 5	腰痛と職業の間に関係はあるか ………………………………	18
Background Question 6	腰痛は心理社会的因子と関係があるか ………………………	20
Background Question 7	腰痛患者が初診した場合に必要とされる診断の手順は ………	22
Background Question 8	腰痛診断において有用な画像検査は何か ……………………	25
Clinical Question 1	腰痛の治療は安静よりも活動性維持のほうが有用か ………	31
Clinical Question 2	腰痛に薬物療法は有用か ………………………………………	34
Clinical Question 3	腰痛の治療として物理・装具療法は有用か …………………	45
Clinical Question 4	腰痛に運動療法は有用か ………………………………………	53
Clinical Question 5	腰痛に患者教育と心理行動的アプローチ（認知行動療法）は有用か …	56
Clinical Question 6	腰痛にインターベンション治療（神経ブロック，注射療法，	
	脊髄刺激療法など）は有用か …………………………………	62
Clinical Question 7	腰痛に手術療法（脊椎固定術）は有用か ……………………	69
Clinical Question 8	腰痛に代替療法は有用であるか ………………………………	73
Background Question 9	腰痛の治療評価法で有用なものは何か ………………………	81
Clinical Question 9	腰痛予防に有用な方法はあるか ………………………………	84

索引…………………………………………………………………………………………88

前　文

はじめに

　腰痛は単一の疾患単位ではなく，「症状」である．その背景には多くの病態や疾患が存在する．日本整形外科学会，日本腰痛学会が策定した『腰痛診療ガイドライン2012』（初版）の出版から6年以上が経過した．さらに，腰痛診療ガイドライン2012の推奨元になっている論文は2008年までの検索年代であり，すでに10年以上が経過した．この間，腰痛の診断や治療は大きく変遷し，多様化した．運動器疾患・外傷の治療を専門としている整形外科医でも腰痛の病態特定が困難な場合もあり，診断や治療は担当医の経験論に基づくことも多い．腰痛診療は，いまだ「発展途上」といっても過言ではない．急性，亜急性，慢性など腰痛の有症期間によっても注目すべき病態や有効な治療が異なり，これがさらに腰痛診療をより複雑化している．腰痛は，運動器疾患のなかでも，診療の道標となるガイドラインが最も必要とされる分野のひとつである．初版をより最新のものとした改訂版の作成が望まれた所以である．

　ガイドライン策定の重要な手引きである『Minds診療ガイドライン作成の手引き』が2014年に改訂され（以下，『手引き2014』），推奨されるガイドライン策定方法も大幅に改訂された．『手引き2014』は，ガイドラインを以下のように定義している；「診療上の重要度の高い医療行為について，エビデンスのシステマティックレビューとその総体評価，益と害のバランスなどを考慮して，患者と医療者の意思決定を支援するために最適と考えられる推奨を提示する文書」．つまり，エビデンス単独で評価すべきではなく，患者や医療制度に配慮すべきことを強調している．本ガイドラインも，『手引き2014』に則って改訂版を策定した．本ガイドラインの理念は初版の理念を踏襲した．腰痛診療のプライマリケアに焦点を絞り，腰痛に苦しむ患者に対して"有用な"診療を科学的根拠（evidence-based medicine：EBM）に基づいて提供できるようにすることである．

1．作成組織・作成主体
A．作成組織

　腰痛診療ガイドライン改訂版は初版と同様に，日本整形外科学会から委託を受け，日本腰痛学会内に組織された腰痛診療ガイドライン改訂版策定委員会（以下，委員会）によって作成された．委員会は，委員長1名，委員12名，アドバイザー2名，および作成方法論担当委員1名で構成された．システマティックレビューチームは設けず，委員自身と委員から依頼した構造化抄録作成協力者がシステマティックレビューを行った．ガイドライン作成事務局は，福島県立医科大学内日本腰痛学会事務局とした．

B．作成過程
1）作成方針

　本ガイドラインの作成にあたり，委員会では以下の基本方針を確認した．

　①本ガイドラインの対象は整形外科専門医のみならず，その他の一般臨床医とする．

　②臨床医が実地で使用しやすいガイドラインをめざす．

　③内容は腰痛患者のトリアージとプライマリケアを主体とする．

　④日本における腰痛診療の実情に合致したガイドラインを作成する．

前　文

⑤急性・亜急性・慢性のすべての時期の腰痛を含める.

⑥下肢神経症状の有無は問わない.

⑦「非特異的腰痛（non-specific low back pain）」の安易な使用に注意する.

　腰痛を訴える患者は非常に多く，受診する診療科は整形外科だけでなく，多岐にわたる．内科やペインクリニックをはじめとする整形外科専門医以外の外来を受診することも多く，診療に携わる機会は多い．したがって，運動器治療を専門としている整形外科医ばかりでなく，すべてのプライマリケアに携わる医療者が腰痛の診療に関して EBM に則った up-to-date なエビデンスの高い情報を知ってもらうことが重要と考えた．補完代替医療に関しても十分に検討を行い，日本の実情に即したガイドラインになるよう心がけた．本ガイドラインによって腰痛患者がいずれの医療機関を受診しても，標準的診療指針のもとに有用な診療を受けることができるようになることが期待される.

2）使用上の注意

　本版は各文献を Clinical Question，アウトカムに応じて横断的に評価し，エビデンスの総体を決定したため，前版のような各文献ごとのエビデンスレベルでは評価していない．しかしエビデンス総体の決定に際し，RCT（randomized controlled trial）のような介入研究が存在するアウトカムに関するエビデンス総体の強さは初期評価 A とし，観察研究しか存在しないアウトカムに関するエビデンスの強さは初期評価 C としたうえで，各バイアスリスクに応じて評価を上げたり下げたりするという作業を行った.

3）利益相反

・利益相反の申告

　ガイドライン策定委員会全員の自己申告により利益相反（COI）の状況（2015 年度から 2017 年度）を確認した．COI は，アカデミック COI と経済的 COI に大別される．担当理事およびいずれの委員においても，Clinical Question に対する推奨文に直接かかわる申告された企業はなかった（経済的 COI なし）．推奨度決定の投票の際には，各委員のアカデミック COI も考慮した.

・利益相反への対策

　意見の偏りを最小限にする目的で，すべての推奨決定は各章の担当者ではなく，委員会全員の投票とし，全体のコンセンサスを重視した.

4）作成資金

　本ガイドラインの作成に要した資金は，すべて日本整形外科学会により拠出されたものであり，その他の組織，企業からの支援は一切受けていない.

5）組織編成

p. ii 〜 iii に示した.

6）作成工程

　本ガイドラインは，『手引き 2014』に則って作成された．『手引き 2014』は日本医療機能評価機構内の医療情報サービス事業が国際的に現時点で公開されている GRADE（the Grading of Recommendations Assessment, Development and Evaluation）system，The Cochrane Collaboration，AHRQ（Agency for Healthcare Research and Quality），Oxford EBM center ほかが提案する方法を参考に，本邦において望ましいと考えられる方法を提案した手引きである．このなかでは，「エビデンス総体（body of evidence）」の重要性が強調されている．診療ガイドラインの作成にあたっては，システマティックレビューによって研究論文などのエビデンスを系統的な方法で収集し，採用されたエビデンスの全体をエビデンス総体として評価し統合することが求められる．また，同様に「益と害（benefit and harm）のバランス」の重要性も強調されている．診療ガイドラインでは，ある臨床状況で選択される可能性がある複数の介入方法（診断，治療，予防など）

を比較して，最善と考えられる方法を推奨するが，その際に，介入の有効性と同等に，介入がもたらす有害な事象にも注意を払い，介入の益と害との差，すなわち"有用性"を強調したものである．患者にとっての不利益としては，害としての患者アウトカムのほかに，費用負担の増加や身体的あるいは精神的な負担なども考慮された．

具体的な作成工程は以下のごとくである．

①作成目的の明確化

②作成主体の決定

③事務局・診療ガイドライン作成組織の編成

④スコープ作成

⑤システマティックレビュー

⑥推奨作成

⑦診療ガイドライン草案作成

⑧外部評価・パブリックコメント募集

⑨公開

診療ガイドラインの公開後には，普及・導入・評価を行う．

2．スコープ

A．疾患トピックの基本的特徴

1）臨床的特徴

腰痛は「症状」を表す名称であり，「疾患名」を指すものではない．腰痛を引き起こす様々な疾患が存在する．疼痛部位も腰部だけでなく，殿部や下肢症状を伴うことが少なくない．

2）疫学的特徴

厚生労働省の国民生活基礎調査によれば，腰痛の有訴者率，受診率はともに上位を占める．欧米など先進諸国でも，腰痛は医療施設受診をもたらす最も多い症状のひとつである．

3）疾患トピックの診療の全体的な流れ

問診や身体所見から腰痛をきたす原因や病態のリストアップを行い，必要に応じて画像検査を実施する．画像検査では，症状や身体所見を説明しうる所見の有無を確認することが重要である．腰痛に対して選択される治療は，薬物療法，物理・装具療法，運動療法，認知行動療法，神経ブロック，注射療法などの保存療法や手術療法がある．また，患者が希望して受ける代替療法がある．治療中の安静や運動の必要性など患者指導も診療のなかで行われる．

B．診療ガイドラインがカバーする内容に関する事項

初版のガイドラインの章立てを踏襲し，腰痛の定義，疫学，診断，治療，予防についてクリニカルクエスチョン（Clinical Question：CQ）を設定した．ただし，腰痛の定義，病態，自然経過，診断手順や検査など，疫学的および臨床的特徴に関してはClinical Questionとはならない．したがって，Background Question（BQ）として解説を加えた．

C．システマティックレビューに関する事項

1）文献検索と結果

今回の改訂作業においては表1に示した検索式を用いて，MEDLINEで2008年4月1日から2016年3月31日の範囲を検索し，4,942論文が抽出された．また，表2に示した検索式を用いて，医中誌で2008年4月1日から2016年3月31日の範囲を検索し，1,275論文が抽出された．さらに，

3

前文

表1 検索式（検索年：2008年4月1日〜2016年3月31日）

MEDLINE

No.	検索式
L1	S BACK PAIN+NT/CT
L2	S (BACKACHE? OR BACKPAIN? OR LUMBAGO?)/TI OR (BACK OR LUMBER? OR VERTEBROGENIC)(1A)(PAIN? OR ACHE?)/TI OR FAILED(1W)BACK(1W)SURGERY(1W) SYNDROME?/TI
L3	S L1 OR L2
L4	S L3 AND 2008-2016/PY AND 20080401-20160331/UP NOT EPUB?/FS
L5	S L4/HUMAN OR (L4 NOT ANIMALS+NT/CT)
L6	S L5 AND (EN OR JA)/LA
L7	S L6 NOT (CASE REPORT?/DT OR CASE?(W)(REPORT? OR SERIES?) OR EXPERT?(W)OPINION?)
L8	S L7 AND L2

表2 検索式（検索年：2008年4月1日〜2016年3月31日）

医中誌

No.	検索式
#1	背痛/TI or 背部痛/TI or 腰痛/TI or 腰部痛/TI or 腰背部痛/TI or 腰背痛/TI or 腰下肢痛/TI or 腰・下肢痛/TI or ぎっくり腰/TI or 背痛/TH
#2	#1 not (CK=イヌ,ネコ,ウシ,ウマ,ブタ,ヒツジ,サル,ウサギ,ニワトリ,鶏胚,モルモット,ハムスター,マウス,ラット,カエル,動物)
#3	#1 and CK=ヒト
#4	#2 or #3
#5	#4 and (PT=症例報告除く) and (PT=原著論文)
#6	(#5) and DT=2008:2016 and pdat=2008/04/01:2016/03/31

　一次選択では以下の除外基準と採用基準を設定した．1）除外基準：抄録のない文献，学会抄録，communication，タイトルにlow back painを含まない文献，2）採用基準：①RCT（症例数によらずすべて），②観察研究（症例数100例以上），③症例集積研究（症例数500例以上），④システマティックレビュー，メタアナリシスとした．一次選択で2,686論文が採用され，さらに各CQの内容ごとに以下の採用基準を設けた．1）定義：該当する論文数が少ないため，すべて採択する，2）疫学・病態：症例集積研究が大部分を占めると考えられることを勘案し，症例数500例以上の論文を採択する，3）診断・治療・予防：すべてのシステマティックレビュー・メタアナリシス，症例数50例以上のRCT，それ以外の研究デザインでは100例以上の論文を採択する，4）各CQのアウトカムに対して，RCTが十分にある場合には，RCTだけでよい，5）Cochrane Database of Systematic Reviews（CDSR）が存在するものはそのまま用いてよい，とした．採択基準に合致した755論文からガイドライン作成に引用すべき論文を取捨選択し，ハンドサーチ文献58論文を追加した385論文（複数のCQに選択された文献の重複を除くと376論文）を最終的な採択論文とした．

　2）構造化抄録の作成と文献の評価

　本ガイドライン策定委員会委員長と委員に加え，委員から依頼した脊椎を専門とする72名によって構造化抄録を作成し，それぞれの論文の評価を行った．構造化抄録のフォームは『手引き2014』を参考に，図1のようなフォームを作成した．作成された構造化抄録をもとに，各BQ，CQの担当委員が設定したアウトカムについて記載のある論文を採択し，レビューの記載とメタアナリシスを行った．

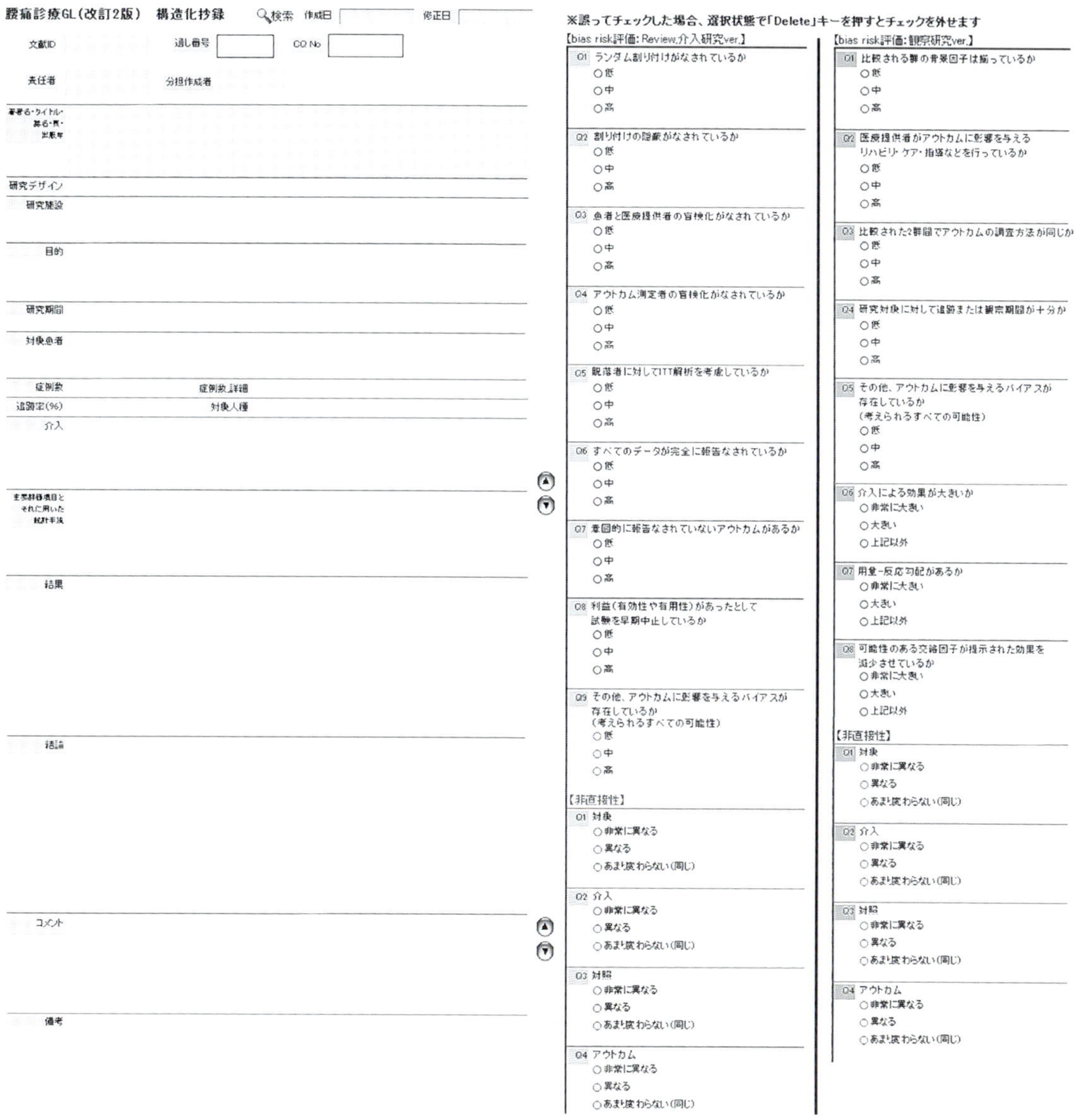

図1 構造化抄録・文献の評価

3）エビデンスの強さ・推奨の強さ

　ひとつの CQ に対して収集し選択したすべての論文を，アウトカムごとに横断的に評価し，表3に従ってバイアスリスク，非直接性，非一貫性，不精確，出版バイアスなどを評価して「エビデンス総体」を決定した．エビデンス総体のエビデンスの強さの評価と定義は表4に従って決定した．この後，各 CQ に対する推奨文を作成し，推奨の強さは表5の定義に従い，委員会メンバーによる投票（GRADE grid）により決定した．推奨の強さは，エビデンスの強さに加えて，益と害のバランスを参考にして決定された．益と害のバランスでは，益が害を上回るか評価したうえで，負担，費用も合わせて，益と不利益（害，負担，費用）のバランスを考慮した．さらに，患者の価値観や

前　文

表3　エビデンス総体評価シート

腰痛診療ガイドライン改訂版

CQ

エビデンス総体評価シート

エビデンスの強さはRCTは"強（A）"からスタート、観察研究は弱（C）からスタート
* 各ドメインは"高（-2）"、"中／疑い（-1）"、"低（0）"の3段階
** エビデンスの強さは"強（A）"、"中（B）"、"弱（C）"、"非常に弱（D）"の4段階
*** 重要性はアウトカムの重要性（1〜9）

アウトカム	研究デザイン	研究数	バイアスリスク*	非一貫性*	不精確*	非直接性*	その他（出版バイアスなど）*	上昇要因（観察研究）*	対照群分子	対照群分母	（%）	介入群分子	介入群分母	（%）	効果指標（種類）	効果指標統合値	信頼区間

リスク人数（アウトカム率）

表4　エビデンスの強さ

- □　A（強）：効果の推定値に強く確信がある
- □　B（中）：効果の推定値に中程度の確信がある
- □　C（弱）：効果の推定値に対する確信は限定的である
- □　D（とても弱い）：効果の推定値がほとんど確信できない

表5　推奨の強さ

- □　1．行うことを強く推奨する
- □　2．行うことを弱く推奨する（提案する）
- □　3．行わないことを弱く推奨する（提案する）
- □　4．行わないことを強く推奨する

希望，費用対効果についてもできる限り検討した．投票では，投票者の7割以上の同意の集約をもって全体の意見（推奨決定）としたが，7割以上の同意が得られなかった場合は，投票結果を示したうえで十分な討論を行ったのち，再投票を行った．推奨文作成にあたっては，腰痛診療に携わる非専門医にも理解しやすいように配慮した．

D．推奨決定から最終化，導入方針まで

　本ガイドライン改訂（案）に対し外部評価（パブリックコメント）を募集し，のべ187件のパブリックコメントが寄せられた．ひとつひとつのコメントに対して委員会で検討し，内容に反映させたうえで，最終化を行った．なお，パブリックコメントは，以下の学会に依頼した．

- ・日本整形外科学会（募集期間：2018年10月23日〜同11月30日）
- ・日本腰痛学会（同上：2018年11月1日〜11月30日）
- ・日本脊椎脊髄病学会（同上：2018年11月1日〜11月30日）
- ・日本運動器疼痛学会（同上：2018年11月1日〜11月30日）

Background Question 1

腰痛はどのように定義されるか

要約

以下のように腰痛を定義する.
- 部位：体幹後面に存在し，第12肋骨と殿溝下端の間にある，少なくとも1日以上継続する痛み. 片側，または両側の下肢に放散する痛みを伴う場合も，伴わない場合もある.
- 有症期間：急性腰痛（発症からの期間が4週間未満），亜急性腰痛（発症からの期間が4週間以上，3ヵ月未満），慢性腰痛（発症からの期間が3ヵ月以上）の3つに大別される.
- 原因：脊椎由来，神経由来，内臓由来，血管由来，心因性，その他に定義される. 具体的な原因は，以下の3つに大別される；重篤な基礎疾患（悪性腫瘍，感染，骨折など），下肢の神経症状を併発する疾患，各種脊柱構成体の退行性病変（椎間板・椎間関節変性など）.

○ 解説 ○

　腰痛を有する患者は非常に多い. 定期的に行われる厚生労働省の国民生活基礎調査によれば，有訴者率，受診率ともに腰痛は例年上位を占める. 欧米など先進諸国でも，腰痛は医療施設受診をもたらす最も多い症状のひとつである. このため腰痛は国民を悩ます最も一般的な症状のひとつといっても過言ではないが，その定義には曖昧な部分も多い. その理由として，腰痛があくまで「症状」を表す名称であり，「疾患名」を指すものではない事実がある. 当然，腰痛を引き起こす様々な疾患が根底にある. 定義に際しては，注意深い検討が必要となる. いくつかの観点から，腰痛の定義を述べる.

1）疼痛の部位からの定義

　腰痛は症状であり，腰痛の存在する部位に関して定義することは妥当である. 文献も参考に，以下のように定義する：「体幹後面に存在し，第12肋骨と殿溝下端の間にある，少なくとも1日以上継続する痛み. 片側，または両側の下肢に放散する痛みを伴う場合も，伴わない場合もある」[1]. いわゆる殿部痛は，神経根由来のものが含まれる可能性もあり，時に注意が必要である. 腰痛には，根性または馬尾性の下肢症状（痛みやしびれ）や関連痛と呼ばれる下肢痛を伴う場合がある. 腰痛の診断，治療を考える場合，痛みの部位には注意が必要である.

2）発症からの有症期間による定義

　腰痛発症からの有症期間による定義に関して，文献的にほぼ一致した見解がある. 発症からの期間別に，急性腰痛，亜急性腰痛，慢性腰痛とそれぞれ定義される. 急性腰痛を発症から4週間未満と定義することが一般的である[3]. 慢性腰痛を「3ヵ月以上継続する腰痛」と定義することもほぼ確立されたものである[2]. 亜急性腰痛の定義には一致した見解はない. しかし，急性腰痛と慢性腰痛の間に存在する腰痛は，亜急性腰痛と呼ばれ，発症から4週間以上，3ヵ月未満の腰痛が相当する.

3）腰痛を引き起こす原因別による分類 （表1）

　腰痛は，脊柱を構成する数多くの解剖学的組織から引き起こされる：椎間板，椎間関節，神経根，椎骨骨膜，筋・筋膜，靱帯，血管など. 様々疾患，外傷によって，これらの組織が傷害され腰痛

表 1　腰痛の原因別分類

1）脊椎とその周辺運動器由来
　　脊椎腫瘍（原発性・転移性腫瘍など）
　　脊椎感染症
　　　（化膿性椎間板炎・脊椎炎，脊椎カリエスなど）
　　脊椎外傷（椎体骨折など）
　　腰椎椎間板ヘルニア
　　腰部脊柱管狭窄症
　　腰椎分離すべり症
　　腰椎変性すべり症
　　代謝性疾患（骨粗鬆症，骨軟化症など）
　　脊柱変形（側彎症，後彎症，後側彎症）
　　非化膿性炎症性疾患
　　　（強直性脊椎炎，乾癬性腰痛など）
　　脊柱靱帯骨化
　　筋・筋膜性
　　脊柱構成体の退行性病変
　　　（椎間板性，椎間関節性など）
　　仙腸関節性
　　股関節性

2）神経由来
　　脊髄腫瘍，馬尾腫瘍など
3）内臓由来
　　腎尿路系疾患（腎結石，尿路結石，腎盂腎炎など）
　　婦人科系疾患（子宮内膜症など）
　　妊娠
4）血管由来
　　腹部大動脈瘤
　　解離性大動脈瘤　など
5）心因性
　　うつ病
　　ヒステリー　など
6）その他

が発症する．具体的には，脊椎由来，神経由来，内臓由来，血管由来，心因性，その他に分類される（表 1）．

　このなかで，特に鑑別が必要である原因（疾患）は以下の 4 つである．①悪性腫瘍（原発性，転移性脊椎・脊髄腫瘍など），②感染（化膿性椎間板炎・脊椎炎，脊椎カリエスなど），③骨折（椎体骨折など），④重篤な神経症状を伴う腰椎疾患（下肢麻痺，膀胱直腸障害などを伴う腰椎椎間板ヘルニアや腰部脊柱管狭窄症）．次に，重篤ではないながらも下肢の神経症状（軽度の麻痺や下肢痛・しびれ，間欠跛行）を伴う腰椎疾患の鑑別を確実に行わなければならない（詳細は Background Question 7 にて後述）．

　原因鑑別の最後に，脊柱を構成するいずれの組織から生じる腰痛であるかの検討も重要である．すなわち，椎間板性，椎間関節性，筋・筋膜性，神経根性，靱帯性腰痛などと呼ばれる腰痛である．その多くは，加齢による退行性変化が主因となる．しかし，股関節や膝関節などの単関節とは異なり，脊柱は数多くの「関節」を有する「多関節体」である．このためどの高位で，いずれの組織が腰痛の原因かを正確に同定することは容易ではない．実際の臨床では，同定が可能であったとしても，それによって治療法が変わりうるか否かも検討の余地がある．いずれにせよ，腰痛のプライマリケアの観点からは，前述の①〜④，および下肢の神経症状を伴う腰痛を十分鑑別することが最も重要である．もちろん，内臓疾患由来の腰痛（泌尿器系結石，婦人科疾患，解離性大動脈瘤など）を鑑別すべきであることはいうまでもない（腰痛の原因別分類に関しては，Background Question 2 も参考）．

文献

1) Hoy D, et al. The global burden of low back pain: estimates from the Global Burden of Disease 2010 study. Ann Rheum Dis 2014; **73**: 968.
2) Snelgrove S, et al. Living with chronic low back pain: a metasynthesis of qualitative research. Chronic Illn 2013; **9**: 283.
3) Hoy D, et al. A systematic review of the global prevalence of low back pain. Arthritis Rheum 2012; **64**: 2028.
4) 日本整形外科学会，日本腰痛学会（監修）．腰痛診療ガイドライン 2012，南江堂，2012.

Background Question 2

腰痛の病態は何か

要約

- 腰痛は腰椎から脳にいたるあらゆる部位で様々な病態が関与している.
- 非特異的腰痛は未確立の疾患群を詰め込んだ症候群であり,いまだ検討の余地が残る.

○解説○

　腰痛の原因は Background Question 1 の表1(p.8)のように脊椎由来,神経由来,内臓由来,血管由来,心因性,その他に分けられる.これら多種多様な原因は,別の観点から2群に大別される.ひとつの群は,診断法が確立し,病態に対応した治療法が存在している疾患であり,脊椎腫瘍,椎間板ヘルニア,尿路結石などが当てはまる.他の一群は,疾患の診断と治療が確立していない疾患・症候群である.これは,診断・治療いずれにも不十分な手法しかない,あるいは医療者誰もが納得する共通の診断・治療法がないものであり,筋・筋膜性や椎間板性,椎間関節性,心因性腰痛などが当てはまる.前者は以前から各領域の専門医が解明してきた疾患概念に当てはまる疾患である.一方,後者は欧米の総合診療医を中心に,"非特異的腰痛"と呼ばれるものである.これは,病態解明が進むと前者に編入されることとなる.

　『腰痛診療ガイドライン2012』(初版)では,欧米の権威ある雑誌に発表された論文を引用し,"非特異的腰痛が腰痛の85%を占める"と記載した.これは,腰痛の確実な診断と治療法の選択が必ずしも容易ではないことを紹介したものであり,一般国民への教育的効果があった.しかしながらその原著では,機械性腰痛(mechanical low back pain)には腰椎捻挫(あるいは特発性腰痛)70%,椎間板・椎間関節の加齢変化10%などを示して"おそらく85%程度は病理解剖学的診断を正確に行うことが困難"と記載された.その根拠は米国の総合診療医の情報を統合したものであるため,その正確性と詳細は不明であった.一方,近年発表された本邦の整形外科専門医による腰痛の原因を詳細に調査した報告によれば,腰痛の原因の内訳は椎間関節性22%,筋・筋膜性18%,椎間板性13%,狭窄症11%,椎間板ヘルニア7%,仙腸関節性6%などであった.75%以上で診断が可能であり,診断不明の"非特異的腰痛"は,逆に22%に過ぎなかった[1].今後もより高いエビデンスをもった研究が期待される.いずれにせよ「腰痛の85%が非特異的腰痛である」という根拠は再考する必要がある.

　今後の病態解明には腰椎局所へのアプローチに加えて他の周辺組織や上位組織,すなわち腰椎から脳にいたる痛みの広範な研究が必要となる.腰椎では椎間板・椎骨・体幹筋など運動器としての機能評価と痛みの発生機序の探索が始まっている.痛み自体には脊髄後角と後根神経節,侵害受容器と痛覚線維の研究,さらに脳では痛み機能解析が行われている.今後は椎間板変性の病態分析,ゲノム解析や脳機能画像などの研究によって病態がひとつひとつ明らかになっていくであろう.

1) 腰椎変性と腰痛の関係

　画像による腰椎の異常所見と痛みの関連を調べた文献のシステマティックレビュー・メタアナリシスは画像モダリティに単純X線像とMRIを用いたものが各々ひとつずつあった.

　Duke大学からの報告[2]では,計28編のメタアナリシスにより18歳以上の26,107例で腰痛の有無とX線所見を比較して椎間板狭小化が強い関連があった(地域住民調査でOR 1.47,95% CI 13.6

～1.58，職業関連調査で OR 1.76，95% CI 1.34～2.33）．脊椎症，骨棘は中等度の関連，終板硬化や椎間板障害は関連がなかった．

Mayo Clinic からの報告 [3] では，14 編のメタアナリシスにより 50 歳以上の腰痛あり 1,193 例と腰痛なし 1,094 例での MRI 所見を比較した．腰痛と関連のなかった因子は中心性狭窄，高信号領域，終板裂溝で，関連がある MRI 所見は椎間板膨隆（OR 7.54，95% CI 1.28～44.56），分離症（OR 5.06，95% CI 1.65～15.53），椎間板脱出（OR 4.38，95% CI 1.98～9.68），Modic type 1 変化（OR 4.01，95% CI 1.10～14.55），椎間板突出（OR 7.54，95% CI 1.28～44.56），椎間板変性（OR 2.24，95% CI 1.21～4.15）であった．

変性椎間板には通常はみられない異常神経侵入があり，椎間板における痛みの原因とされる．腰痛における神経障害性疼痛の関与の根拠とされ，システマティックレビューでは慢性腰痛患者の 16.7～54.4％に神経障害性疼痛がみられた [4]．

2）腰椎・骨盤の生体力学的解析と腰痛

腰椎そして骨盤の荷重関節としての機能不全を検出すべく，腰痛患者での画像や表面マーカーによる動態解析が数多く報告されており，43 編のシステマティックレビュー・メタアナリシスがある [5]．腰椎前弯は変わらず，腰椎可動域は減少する．腰椎と股関節の可動域割合は同じで，立位の骨盤傾斜も同じである．動きの遅延と固有感覚の低下がみられた．研究の限界として腰痛患者に起こる変化の因果関係がわからないことをあげている．

3）双子解析，ゲノム解析

リスク因子の解明だけでなく，病態解析にも遺伝の解析は重要となる．システマティックレビューによる 10 編では遺伝率は 0～67％で，障害のある腰痛患者や慢性腰痛では寄与率が高かった [6]．英国からの 2,256 例の双子女性による報告では腰痛のオッズ比は一卵性 6，二卵性 2.2 であった [7]．

4）脳画像解析

脳は痛みを認識・弁別する器官であり，痛みの遷延化・難治化に関連することが多いと考えられている．腰痛の病態解析においても様々な研究がある．脳形態分析では脳の各領域の白質・灰白質を測定する．脳機能解析には，血中酸素濃度に依存する信号（BOLD 信号）解析による functional MRI（fMRI），ブドウ糖やアミノ酸代謝を反映させる PET などがある．慢性腰痛患者 543 例の脳 MRI を voxel based morphometry で解析した研究では痛み処理と情動応答に関連した領域の変化があった [8]．2014 年までの脳 MRI 所見 27 編のシステマティックレビュー [9] では，灰白質・白質の量変化，安静時の内側前頭前皮質・帯状皮質・扁桃体・島の活動増加，感覚運動統合領域の活動増加が報告された．機械的刺激では疼痛関連領域の活動増加，熱刺激では内側前頭前皮質や島の関与がある．撮像法の相違が大きい点が問題としている．

5）線維筋痛症・慢性広範痛症など広い範囲に痛みを認める疾患の解析

腰痛のみならず全身に広く痛みを訴える疾患群がある．精神症状が身体の不具合として身体化した障害，すなわち身体表現性障害のひとつとしての痛みを訴える．慢性腰痛患者 647 例の横断研究 [10] では，25.2％が慢性広範痛症の基準を満たしており，女性，精神症状，併存疾患が多く，痛みが持続し重度であった．

文献

1) Suzuki H, et al. Diagnosis and Characters of Non-Specific Low Back Pain in Japan: The Yamaguchi Low Back Pain Study. PLoS One 2016; **11**: e0160454. (検索期間外)

2) Raastad J, et al. The association between lumbar spine radiographic features and low back pain: a systematic review and meta-analysis. Semin Arthritis Rheum 2015; **44**: 571.

3) Brinjikji W, et al. MRI Findings of Disc Degeneration are More Prevalent in Adults with Low Back Pain than in Asymptomatic Controls: A Systematic Review and Meta-Analysis. AJNR Am J Neuroradiol 2015; **36**: 2394.

4) Fishbain DA, et al. What is the evidence that neuropathic pain is present in chronic low back pain and soft tissue syndromes? An evidence-based structured review. Pain Med 2014; **15**: 4.

5) Laird RA, et al. Comparing lumbo-pelvic kinematics in people with and without back pain: a systematic review and meta-analysis. BMC Musculoskelet Disord 2014; **15**: 229.

6) Ferreira PH, et al. Nature or nurture in low back pain? Results of a systematic review of studies based on twin samples. Eur J Pain 2013; **17**: 957.

7) Livshits G, et al. Lumbar disc degeneration and genetic factors are the main risk factors for low back pain in women: the UK Twin Spine Study. Ann Rheum Dis 2011; **70**: 1740.

8) Fritz HC, et al. Chronic Back Pain Is Associated With Decreased Prefrontal and Anterior Insular Gray Matter: Results From a Population-Based Cohort Study. J Pain 2016; **17**: 111.

9) Kregel J, et al. Structural and functional brain abnormalities in chronic low back pain: A systematic review. Semin Arthritis Rheum 2015; **45**: 229.

10) Viniol A, et al. Differences between patients with chronic widespread pain and local chronic low back pain in primary care--a comparative cross-sectional analysis. BMC Musculoskelet Disord 2013; **14**: 351.

Background Question 3

腰痛の自然経過はどのようであるか

要約

● 急性腰痛患者の自然経過は，自然軽快を示すことが多く，概ね良好である．

● 慢性腰痛患者の自然経過は，急性腰痛に比べて不良である．

● 心理社会的要因は，腰痛を遷延化させる．

● 身体的・精神的に健康な生活習慣は，腰痛の予後によい．

○解説○

　腰痛の自然経過については，研究によって対象とする腰痛の種類や治療介入の有無または内容が完全に一致していないなどの問題があり，十分解明されていない．腰痛の臨床経過に関するコホート研究をまとめた2つのシステマティックレビューがある．

　急性腰痛患者および慢性腰痛患者の痛みと日常生活制限の臨床経過を観察した前向きコホート研究33編，計11,166例の患者データのシステマティックレビュー[1]では，急性腰痛患者の疼痛スコア（最大100）は，ベースライン平均52から最初の6週間で23と著明に改善し，26週後には12，52週後には6とゆるやかに改善が続いた．一方，慢性腰痛患者の疼痛スコアは，ベースライン平均51が最初の6週間で33と著明に改善したが，26週後は26，52週後でも23と軽度から中等度の痛みが残存していた．また，急性腰痛患者では，痛みの経過と日常生活制限は同様の経過をたどったが，慢性腰痛患者では痛みの経過は日常生活制限のそれよりも不良であった．

　非特異的腰痛の臨床経過を1年以上経過観察した前向きコホート研究11編のシステマティックレビュー[2]では，最初の3ヵ月で33%の患者の症状が改善したが，1年後65%の患者に腰痛が存在していた．この結果から，非特異的腰痛では大部分の患者で自然回復するとはいえないと結論している．

　この他，救急外来を受診した非特異的腰痛患者の疼痛および機能予後を調査した前向きコホート研究[3]では，受診後3ヵ月でも腰痛関連機能障害および中等度から強い痛みがそれぞれ48%，42%の患者に遺残し，46%の患者が鎮痛薬を服用していた．この結果から，救急外来を受診するような腰痛の程度や機能障害が高度な患者では，一般外来を受診する患者よりも症状が遷延しやすい可能性があると報告されている．

　特殊なものとして，小児の腰背部痛の経過を4年間追跡した研究がある[4]．ドイツ住民台帳から無作為に選ばれた9〜14歳の小児2,025例を縦断的に調査した結果，成長するにつれ腰痛罹患率は上昇し，女子は男子よりも腰痛有病率が高く，再発も多かった．妊娠中に腰痛を生じた639例の女性を1年間観察した研究[5]では，産後6ヵ月時に176例に腰痛が遺残していた．産後1年時には，6ヵ月時に腰痛があった176例中34例（19.3%）は痛みなし，115例（65.3%）は反復性腰痛があり，27例（15.3%）は慢性腰痛があった．慢性腰痛患者では，有意に病気休暇が多く，医療機関で治療を受けていた．

　腰痛が長引く要因については様々な報告があるが，システマティックレビューは心理社会的要因の関与を調査した2つのみであり，ほとんどの報告は観察研究であった．回復に対するマイナス思考と腰痛慢性化による職業復帰との関係について調査した10編4,683例のシステマティックレビュー[6]では，症状回復に対するマイナス思考を持つ患者では，12週間以上通常業務へ復帰でき

ていない頻度が約 2 倍高かった．腰痛の経過と破局的思考の関連を調査した 16 研究 19 編のシステマティックレビュー[7]でも，破局的思考（痛みの経験をネガティブに捉える傾向．痛みが頭から離れない「反芻」，痛みに対する「無力感」および痛みを大きく見積もる「拡大視」の三要素からなる）が腰痛の経過不良と関連し，痛み，機能障害や腰痛による労務制限に影響することが示されている．

腰痛改善の因子としては，運動習慣，若年齢，健康状態が良好で併存症が少ないこと，身体機能が高いこと，精神的機能が良好であることなどが報告されている[8, 9]．女性では，健康的な生活習慣（喫煙なし，アルコール摂取量が少ない，余暇の運動，フルーツおよび野菜摂取量が多い）が腰痛の予後によいとする報告もある[10]．大学生を対象としたコホート研究では，コンピュータ作業時の腰部サポート具の使用習慣があると，腰痛の発症や慢性化を予防する可能性があることが報告されている[11]．

腰痛の慢性化や再燃の危険因子としては，過去の腰痛の既往，加齢や肥満，喫煙，うつ状態や認知機能障害，交通事故後の発症，170 cm 以上の高身長の女性，低い教育レベルが報告されている[12～21]．ただし，肥満については痛み，機能障害，仕事への復帰時期のいずれとも関連がなかったとする報告もある[22]．日本人を対象とした研究では，勤労者の慢性腰痛への移行にかかわる危険因子として，重量物取り扱いに従事していることや働きがいが低いこと，身体愁訴が多いことが報告されている[23]．

文献

1) da C Menezes Costa L, et al. The prognosis of acute and persistent low-back pain: a meta-analysis. CMAJ 2012; **184**: 613.

2) Itz CJ, et al. Clinical course of non-specific low back pain: a systematic review of prospective cohort studies set in primary care. Eur J Pain 2013; **17**: 5.

3) Friedman BW, et al. One-week and 3-month outcomes after an emergency department visit for undifferentiated musculoskeletal low back pain. Ann Emerg Med 2012; **59**: 128.

4) van Gessel H, et al. Children in pain: recurrent back pain, abdominal pain, and headache in children and adolescents in a four-year-period. J Pediatr 2011; **158**: 977.

5) Bergstrom C, et al. Sick leave and healthcare utilisation in women reporting pregnancy related low back pain and/or pelvic girdle pain at 14 months postpartum. Chiropr Man Therap 2016; **24**: 7.

6) Hallegraeff JM, et al. Expectations about recovery from acute non-specific low back pain predict absence from usual work due to chronic low back pain: a systematic review. J Physiother 2012; **58**: 165.

7) Wertli MM, et al. Catastrophizing-a prognostic factor for outcome in patients with low back pain: a systematic review. Spine J 2014; **14**: 2639.

8) Pinto RZ, et al. Self-reported moderate-to-vigorous leisure time physical activity predicts less pain and disability over 12 months in chronic and persistent low back pain. Eur J Pain 2014; **18**: 1190.

9) Verkerk K, et al. Prognosis and course of pain in patients with chronic non-specific low back pain: A 1-year follow-up cohort study. Eur J Pain 2015; **19**: 1101.

10) Bohman T, et al. Does a healthy lifestyle behaviour influence the prognosis of low back pain among men and women in a general population? A population-based cohort study. BMJ Open 2014; **4**: e005713.

11) Kanchanomai S, et al. A prospective study of incidence and risk factors for the onset and persistence of low back pain in Thai university students. Asia Pac J Public Health 2015; **27**: 106.

12) Kongsted A, et al. Expectation of recovery from low back pain: a longitudinal cohort study investigating patient characteristics related to expectations and the association between expectations and 3-month outcome. Spine (Phila Pa 1976) 2014; **39**: 81.

13) Lemeunier N, et al. Stability of low back pain reporting over 8 years in a general population aged 40/41 years at base-line: data from three consecutive cross-sectional surveys. BMC Musculoskelet Disord 2013; 14: 270.

14) Kolb E, et al. Course of back pain across 5 years: a retrospective cohort study in the general population of Switzerland. Spine (Phila Pa 1976) 2011; **36**: 268.

15) Verkerk K, et al. Prognosis and course of disability in patients with chronic nonspecific low back pain: a 5- and 12-month follow-up cohort study. Phys Ther 2013; **93**: 1603.

16) Sihawong R, et al. Predictors for chronic neck and low back pain in office workers: a 1-year prospective cohort study. J Occup Health 2016; **58**: 16.

17) Johansson MS, et al. A population-based, incidence cohort study of mid-back pain after traffic collisions: Factors associated with global recovery. Eur J Pain 2015; **19**: 1486.

18）Heuch I, et al. Association between body height and chronic low back pain: a follow-up in the Nord-Trondelag Health Study. BMJ Open 2015; **5**: e006983.

19）Costa Lda C, et al. Prognosis for patients with chronic low back pain: inception cohort study. BMJ 2009; **339**: b3829.

20）van Oostrom SH, et al. Ten year course of low back pain in an adult population-based cohort--the Doetinchem cohort study. Eur J Pain 2011; **15**: 993.

21）Melloh M, et al. Predicting the transition from acute to persistent low back pain. Occup Med (Lond) 2011; **61**: 127.

22）Shaw WS, et al. The effect of body mass index on recovery and return to work after onset of work-related low back pain. J Occup Environ Med 2012; **54**: 192.

23）松平 浩ほか．心理社会的要因は，仕事に支障をきたす慢性腰痛への移行に強く影響しているか．厚生の指標 2012; **59**: 1.

Background Question 4

腰痛は生活習慣と関係があるか

要約

- 体重に関しては，標準（BMI 18.5〜25.0）より低体重あるいは肥満のいずれでも腰痛発症のリスクと弱い関連が認められ，健康的な体重の管理が腰痛の予防には好ましい．
- 喫煙と飲酒は，腰痛発症のリスクや有病率との関連が指摘されている．
- 日常的な運動実施群に比べ，普段運動していない群に腰痛発症リスクは増大する．
- 腰痛の予防には健康的な生活習慣と穏やかでストレスが少ない生活が推奨される．

○ 解説 ○

体重コントロール，喫煙，飲酒，日常的な運動と腰痛との関係について，ランダム化比較試験などをはじめとするエビデンスレベルの高い研究は少ない．

体重コントロールについてメタアナリシスを行った結果，標準体重に比べ低体重と腰痛の有病率に弱い関連を認めた．体重過多，肥満群についても，標準体重に比べ体重過多群と腰痛の有病率に弱い関連 OR 1.37（95% CI 1.09〜1.71）がみられた（図1）．さらに BMI 30 以上と 30 以下群間で比較すると，BMI 30 以上群に腰痛の有病率に弱い関連を認めた．肥満と腰痛の関連に関する 95 の研究のシステマティックレビューからバイアスなどを差し引いた 33 の研究を用いたメタアナリシスでは，体重過多と肥満が腰痛の危険因子であり，標準体重の維持が腰痛の予防，有病率に関連すると示唆した[1〜6]．

喫煙と腰痛の有病率データに関する 6 研究が同定され，非喫煙者および喫煙者，過去の喫煙者や 1 週間のうち喫煙した日数に基づいて分類したカテゴリーが比較検討されている．喫煙と非喫煙のメタアナリシスでは非喫煙者の OR が 1.10（95% CI 0.7777〜1.57）（図2）で腰痛が少ない傾向であったが，過去の喫煙者と非喫煙者の間では関連がみられなかった．Shire らのメタアナリシスで示されているように，喫煙者は非喫煙者に比べ腰痛の有訴率が中等度の関連性を示し，その傾向は若年者に強いことが示されている[1,4,5,7,9]．

アルコール摂取については腰痛との関連性が示されており，飲酒頻度を考慮する必要がある．アルコール摂取頻度と腰痛の有病率との間には弱い関連 OR 2.62（95% CI 1.65〜4.16）がみられた（図3）[1,8,10]．ただし，これまでに報告された研究の数には限界があり，対象人数も少ないためその解

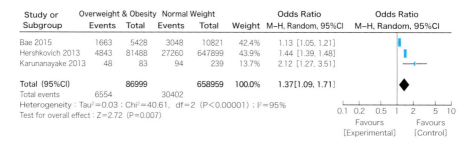

図1　体重と腰痛（が少ない）の関係（過体重，肥満 vs. 正常体重）

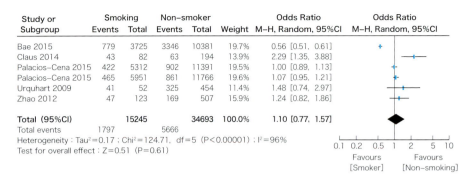

図2 喫煙と腰痛（が少ない）の関係（喫煙 vs. 禁煙）

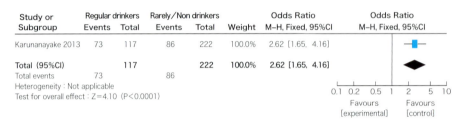

図3 飲酒と腰痛（が少ない）の関係

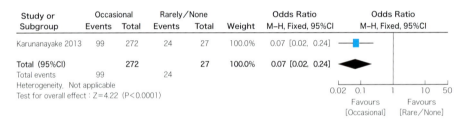

図4 運動と腰痛（が少ない）の関係（習慣的な運動；3日/週以上 vs. 非運動；1日/週以下）

釈には注意が必要である．

　運動の効果についても報告された研究は限られているが，腰痛との極めて弱い関連が示された（図4）．運動をしない群と運動群を比較した研究では，運動をしない群で腰痛のリスクが増加した[1]が，小規模研究では関連性はみられなかった[11]．これらの観察は，含まれる研究の数と質に限りがあるため，慎重に検討すべきである．腰痛における疼痛ならびに機能改善に対して，ヨガには1つのランダム化比較試験，運動には19のランダム化比較試験，特にmultidisciplinary rehabilitation（集学的リハビリテーション）については9つのランダム化比較試験がある．運動と腰痛予防，改善には関連があり，活動的な日常生活と慢性腰痛の予防には弱いエビデンスが存在し，適度な運動を取り入れた健康的な生活習慣が推奨される[1,3,11]．

　また，認知行動療法の一種であるマインドフルネス・ストレス低減法（慢性腰痛に対して穏やかな生活を送らせる）が有効であったとした質の高い3つのランダム化比較試験，漸進的筋弛緩法が有効であったとする3つのランダム化比較試験がある．総じて，腰痛の予防には健康的な生活習慣

と穏やかでストレスが少ない生活が推奨される[12〜14].

文献

1) Bae YH, et al. Association between Hypertension and the Prevalence of Low Back Pain and Osteoarthritis in Koreans: A Cross-Sectional Study. PLoS One 2015; **10**: e0138790.

2) Hershkovich O, et al. Associations of body mass index and body height with low back pain in 829,791 adolescents. Am J Epidemiol 2013; **178**: 603.

3) Karunanayake AL, et al. Risk factors for chronic low back pain in a sample of suburban Sri Lankan adult males. Int J Rheum Dis 2013; **16**: 203.

4) Zhao I, et al. The effects of shift work and interaction between shift work and overweight/obesity on low back pain in nurses: results from a longitudinal study. J Occup Environ Med 2012; **54**: 820.

5) Palacios-Cena D, et al. Prevalence of neck and low back pain in community-dwelling adults in Spain: an updated population-based national study (2009/10-2011/12). Eur Spine J 2015; **24**: 482.

6) Shiri R, et al. The association between obesity and low back pain: a meta-analysis. Am J Epidemiol 2010; **171**: 135.

7) Claus M, et al. Prevalence and influencing factors of chronic back pain among staff at special schools with multiple and severely handicapped children in Germany: results of a cross-sectional study. BMC Musculoskelet Disord 2014; **15**: 55.

8) Urquhart DM, et al. Low back pain and disability in community-based women: prevalence and associated factors. Menopause 2009; **16**: 24.

9) Shiri R, et al. The association between smoking and low back pain: a meta-analysis. Am J Med 2010; **123**: 87.e7-e35.

10) Ferreira PH, et al. Is alcohol intake associated with low back pain? A systematic review of observational studies. Man Ther 2013; **18**: 183.

11) Teichtahl AJ, et al. Physical inactivity is associated with narrower lumbar intervertebral discs, high fat content of paraspinal muscles and low back pain and disability. Arthritis Res Ther 2015; **17**: 114.

12) Cramer H, et al. Mindfulness-based stress reduction for low back pain. A systematic review. BMC Complement Altern Med 2012; **12**: 162.

13) Zgierska A, et al. Pharmacological and toxicological profile of opioid-treated, chronic low back pain patients entering a mindfulness intervention randomized controlled trial. J Opioid Manag 2014; **10**: 323.

Background Question 5

腰痛と職業の間に関係はあるか

要約

● 身体的負荷の大きい重労働は，腰痛発症の危険因子であると考えられるが，腰痛と職業に関するエビデンスとしては中等度である．

● 仕事や職場における心理社会的因子は，腰痛発症や予後に関連する．

○ 解説 ○

腰痛と職業について，特有の職業に伴う腰への負荷が腰痛発症に関連する報告が数多くなされている．腰痛と職業に関する日本国内の疫学調査では，運輸 71～74％，清掃 69％，看護 46～65％，介護 63％などと報告され[1～3]，身体的負荷の大きい重労働が腰痛発症の危険因子である．腰痛と職業，身体活動に関するシステマティックレビューでは，重量物を持つ労働，リフト作業に腰痛発症との相関を認め，腰椎屈曲，回旋，前方移動を伴う身体的な動きに腰痛発症との強い相関を認めた[4]．腰痛と職業に関するメタアナリシスでは，農業従事や，看護師の患者を持ち上げる作業も腰痛との関連を認めた[5,6]．重量物を持ち上げる作業と腰痛に関しては 8 つの縦断研究のメタアナリシスがあり，重量物の重さと持ち上げの頻度は有意に腰痛発症を増加させた[7]．

一方，労働中の不良姿位や作業が腰痛の独立した因子とは必ずしも同定できないとする論文も多くみられ[8～14]，厳密なエビデンスはない．職業による身体活動は腰痛の原因になりうると疑われるが，過去の研究の質が十分でないことに加え，腰痛の評価や因果関係を同定すること自体の難しさもあり，厳密なエビデンス獲得の困難さも報告されている[15]．以上より，腰痛と職業に関しては，中等度のエビデンスを認める．

職場における腰痛発症の心理社会的因子として，仕事に対する満足度，仕事の単調さ，職場の人間関係，仕事量の多さ，精神的ストレス，仕事に対する能力の自己評価はそれぞれ，将来の腰痛発症と強い関連がある[16]．腰痛の心理社会的な予後不良因子として，仕事に対する低い満足度，うつ状態，低い社交性，恐怖回避信念（理由もなくだんだん悪くなると信じ込むような破滅的解釈など）があげられている[17]．ただし 6 つのシステマティックレビューと 84 つの RCT による Cochrane レビューでは，腰痛の予後因子について詳細に調査した論文は約半分しかない．患者の全身的な健康，社会的支援，および仕事関連の状態に関する情報が不足していることが多いため，今後，正確な前向き RCT が必要とされている[18]．

文献

1) 帖佐悦男ほか．職業性腰痛の疫学．日本腰痛学会雑誌 2001; **7**: 100.

2) 吉川徹ほか．清掃労働者における腰痛の訴えと腰痛に関連した欠勤状況．労働科学 2008; **84**: 33.

3) Kaneda K, et al. 建設現場労働者の職業性腰痛に関する疫学研究．J Nippon Med Sch 2001; **68**: 310.

4) Heneweer H, et al. Physical activity and low back pain: a systematic review of recent literature. Eur Spine J 2011; **20**: 826.

5) Driscoll T, et al. The global burden of occupationally related low back pain: estimates from the Global Burden of Disease 2010 study. Ann Rheum Dis 2014; **73**: 975.

6) Yassi A, et al. Work-relatedness of low back pain in nursing personnel: a systematic review. Int J Occup Environ Health 2013; **19**: 223.

7) Coenen P, et al. The effect of lifting during work on low back pain: a health impact assessment based on a meta-analysis. Occup Environ Med 2014; **71**: 871.

8) Roffey DM, et al. Causal assessment of awkward occupational postures and low back pain: results of a systematic review. Spine J 2010; **10**: 89.

9) Roffey DM, et al. Causal assessment of occupational sitting and low back pain: results of a systematic review. Spine J 2010; **10**: 252.

10) Roffey DM, et al. Causal assessment of occupational standing or walking and low back pain: results of a systematic review. Spine J 2010; **10**: 262.

11) Roffey DM, et al. Causal assessment of occupational pushing or pulling and low back pain: results of a systematic review. Spine J 2010; **10**: 544.

12) Wai EK, et al. Causal assessment of occupational lifting and low back pain: results of a systematic review. Spine J 2010; **10**: 554.

13) Wai EK, et al. Causal assessment of occupational carrying and low back pain: results of a systematic review. Spine J 2010; **10**: 628.

14) Roffey DM, et al. Causal assessment of workplace manual handling or assisting patients and low back pain: results of a systematic review. Spine J 2010; **10**: 639.

15) Kwon BK, et al. Systematic review: occupational physical activity and low back pain. Occup Med (Lond) 2011; **61**: 541.

16) Linton SJ. Occupational psychological factors increase the risk for back pain: a systematic review. J Occup Rehabil 2001; **11**: 53.

17) Kent PM, et al. Can we predict poor recovery from recent-onset nonspecific low back pain? A systematic review. Man Ther 2008; **13**: 12.

18) Wertli MM, et al. Incomplete reporting of baseline characteristics in clinical trials: an analysis of randomized controlled trials and systematic reviews involving patients with chronic low back pain. PLoS One 2013; **8**: e58512.

Background Question 6

腰痛は心理社会的因子と関係があるか

要約

● 腰痛の治療成績と遷延化には，心理社会的因子が強く関連する．

○解説○

　心理社会的因子が，腰痛の遷延に関与することを示唆するエビデンスレベルの高い論文は多い．

　職業性腰痛を調査したシステマティックレビューでは，心理社会的因子が腰痛の遷延とその治療成績に影響を与えるとした[1]．腰痛が3ヵ月以内に起こった患者を対象としたシステマティックレビューでは，腰痛の予後不良因子として年齢，下肢痛以外に腰痛の既往，うつ，仕事上の問題，仕事上の不満などをあげている[2]．一方，腰痛患者の職場復帰に影響を与える因子を調査したシステマティックレビューでは，うつ，仕事に対する満足度，精神的ストレスは予測因子にならないとの報告もある[3]．

　プライマリケアの分野で，急性腰痛から非特異的慢性腰痛への移行にかかわる心理社会的因子を社会的・職業的因子，心理的因子，および認知・行動に関する因子の3つのドメインで分析したシステマティックレビューがある．危険因子として，補償問題の存在，うつ，心理的苦痛，受動的コーピングおよび恐怖回避思考などが独立因子としてあげられた．一方，職業，教育レベル，社会的身分，仕事への満足度，社会的・職業的因子は腰痛の予後への影響を示さなかった[4]．

　非特異的腰痛に対する治療への破局的思考（Background Question 3参照）の影響に関するシステマティックレビューでは，破局的思考は腰痛の強度，腰痛の持続，機能障害，治療の効果に影響した[5]．急性期，亜急性期，慢性期いずれの時期においても破局的思考は腰痛の強度，機能障害に影響した[6]．

　非特異的腰痛の予後に影響する恐怖回避思考（痛みに対する不安や恐怖から身体活動を過剰に制限すること）についてのシステマティックレビューでは，恐怖回避思考は，亜急性腰痛（発症4週〜3ヵ月）において，復職不能や病欠の危険性を上昇させ，転帰不良の予後因子となった．したがって，恐怖回避思考を改善させるような早期の治療介入は，腰痛改善の遅れと慢性化を防ぐことを期待できる．ただし，超急性の腰痛（発症2週以内）や慢性腰痛（発症3ヵ月以上）では，恐怖回避思考は腰痛の転帰を規定する予後因子とはいえない[7]．

　急性または亜急性腰痛の慢性化への移行に関する心理的予測因子についての前向きコホート研究のシステマティックレビューでは，苦悩，抑うつ，および身体化が慢性腰痛への移行に関与した[8]．その他，うつが腰痛の危険因子とする報告が多い[9,10]．

　心理社会的因子は，仕事，教育レベル，社会的身分，補償問題などの社会的因子，うつに代表される心理的因子，そして，痛みに対する破局的思考や恐怖回避思考などの特徴的な思考や受動的コーピングなどの認知・行動に関する因子など多岐にわたり，これらの因子が独立あるいは相互に作用しているものと考えられる．また急性腰痛か慢性腰痛かなど，腰痛の時期によっても影響する因子が異なる．さらに，腰痛の強度，腰痛による機能障害，QOL，ADL，仕事への復職率や復職までの期間などアウトカムによっても心理社会的因子の影響が異なることに留意しなければならない．

文献

1) Waddell G, et al. Occupational health guidelines for the management of low back pain at work: evidence review. Occup Med (Lond) 2001; **51**: 124.

2) Kent PM, et al. Can we predict poor recovery from recent-onset nonspecific low back pain? A systematic review. Man Ther 2008; **13**: 12.

3) Iles RA, et al. Psychosocial predictors of failure to return to work in non-chronic non-specific low back pain: a systematic review. Occup Environ Med 2008; **65**: 507.

4) Ramond A, et al. Psychosocial risk factors for chronic low back pain in primary care--a systematic review. Fam Pract 2011; **28**: 12.

5) Wertli MM, et al. Influence of catastrophizing on treatment outcome in patients with nonspecific low back pain: a systematic review. Spine (Phila Pa 1976) 2014; **39**: 263.

6) Wertli MM, et al. Catastrophizing-a prognostic factor for outcome in patients with low back pain: a systematic review. Spine J 2014; **14**: 2639.

7) Wertli MM, et al. The role of fear avoidance beliefs as a prognostic factor for outcome in patients with nonspecific low back pain: a systematic review. Spine J 2014; **14**: 816.

8) Pincus T, et al. A systematic review of psychological factors as predictors of chronicity/disability in prospective cohorts of low back pain. Spine (Phila Pa 1976) 2002; **27**: 109.

9) Currie SR, et al. More data on major depression as an antecedent risk factor for first onset of chronic back pain. Psychol Med 2005; **35**: 1275.

10) Meyer T, et al. Disabling low back pain and depressive symptoms in the community-dwelling elderly: a prospective study. Spine (Phila Pa 1976) 2007; **32**: 2380.

Background Question 7

腰痛患者が初診した場合に必要とされる診断の手順は

要約

● 腰痛患者の初診で最初に必要な診察手順は，注意深い問診と診察である．診断に際しては重篤な脊椎疾患を見逃さないように，危険信号（red flags：RFs）を念頭に置いた問診・診察を行い，複数の RFs がある場合は特に注意を払う．

● 腫瘍，感染，骨折などの重篤な腰痛疾患，神経症状を伴う腰痛，神経症状を伴わない腰痛に分類しトリアージする．

● 確定診断にいたる各過程ごとに最適の補助診断法を使用する．単純 X 線検査は初期診断に有用であるが，神経症状のない腰痛患者には必ずしも受診後早期に行う必要性はない．

○解説○

　腰痛患者の初診で必要な診察手順は，注意深い問診と診察である．悪性腫瘍，感染，骨折など日常生活に危険性の高い重要脊椎疾患を見逃さず，誤診に注意を払い必要最低限の手順とコストで効果的な診察が望まれる．そこでまず危険信号（red flags：RFs）を有し重篤な脊椎疾患の可能性がある腰痛，神経症状を伴う腰痛，神経症状のない腰痛の 3 つにトリアージすることが勧められる．そのために必要と思われる診断のアルゴリズム例を図 1 に示す[1,2]．すなわち RFs とは進行性，悪性，広範囲，慢性化，長期治癒過程などに関連した症状・所見の総称である．表 1 に具体例をあげる．

　多くの腰痛ガイドラインでは重篤な要因を RFs として採用しているが，その選択に一定した結論はない[3]．RFs の信頼性に関するシステマティックレビューでは post-test probability として，脊椎骨折の検出では高齢 9%（95% CI 3〜25%），ステロイド長期使用 33%（95% CI 10〜67%），重度外傷 11%（95% CI 8〜16%），打撲または挫傷 62%（95% CI 49〜74%）が，悪性腫瘍については悪性腫瘍の既往 33%（95% CI 22〜46%）があげられている[4]．また脊椎骨折，悪性腫瘍ともに診断にあたっては 1 つの RFs だけでなく，複数の RFs を重視することが勧められている[5,6]．

　RFs に関する質の高いレビューによると，頻度（point prevalence）は腰痛患者が受診した施設で異なり，骨折は一次医療機関で 3.6%（4 分位 1.8〜4.3%），二次と三次機関では 6.5%（同 2.9〜9.1%），悪性疾患は一次で 0.2%（同 0.1〜0.7%），二次と三次では 1.5〜7%と報告されている[4]．

　腰痛の診察手順は有用な補助診断法を併用しながら行うが，最初に行う補助診断法は単純 X 線検査である．単純 X 線は RFs の除外診断に有用で，ほとんどの医療機関で利用可能であり，しかも安価という特色がある．初期診断後は考えられる疾患の病態や特性に合わせて補助診断法を選択する．MRI や CT は腰下肢痛の精査と治療選択に有用で，単純 X 線では検知できない不顕性骨折なども描出できるため，重篤な脊椎疾患や神経障害が疑われる場合は積極的な使用が勧められる[1,7]．腰椎椎間板ヘルニアと脊柱管狭窄症に関し MRI による診断率や治療法の選択についてのシステマティックレビューでは，対象や治療法の幅が大きく，結論を出すまでの結果は得られていない[8,9]．一般的により多くの補助診断法を駆使すれば診断率は上がると考えられるが[10]，被曝やコスト上昇，時間浪費など患者に不利益も多いため考慮を要する．

　次に腰痛に対する早期画像診断の有用性について検討する．システマティックレビューとメタアナリシスによる質の高い研究からは，早期群と非早期群の比較で，早期に画像診断をしないことによるリスクに差がないとされている．臨床医は重篤な疾患がなければ被曝と医療費を軽減する意

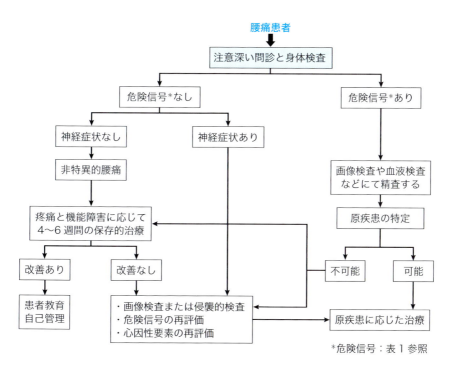

図1 腰痛の診断手順
(文献1, 2を参考に作成)

表1 重篤な脊椎疾患（腫瘍，感染，骨折など）の合併を疑うべき red flags（危険信号）
- 発症年齢＜20歳または＞55歳
- 時間や活動性に関係のない腰痛
- 胸部痛
- 癌，ステロイド治療，HIV感染の既往
- 栄養不良
- 体重減少
- 広範囲に及ぶ神経症状
- 構築性脊柱変形
- 発熱

HIV：human immunodeficiency virus

味からも早期の画像診断は制限する必要があるとされ[11]，これは多くのガイドラインでも推奨されている[1,2]．また観察研究で，65歳以上の高齢者でも，発症後6週未満での撮影群（1,174例）と6週以降での撮影群（349例）の比較では，早期に単純X線やMRIを撮影しても1年後の成績改善とは必ずしも相関しなかった[12]．

腰痛に対する単純X線撮影自体の是非については一定の見解は得られていないが，300例の症例集積研究では，全体の54％の患者は腰痛の医学的管理に単純X線が必要と考えており，さらに48％の患者は全例に単純X線を撮るべきと考えていた．なかでも高齢，低学歴，非アングロサクソン，前回撮影歴，悪い腰痛点数が撮影希望に関連すると報告され，神経症状のない腰痛患者への教育の必要性が問われている[13]．なお，MRI撮像を必要に応じて行った群と全例撮像群の比較では，全例撮像群で治療期間が短縮し，コストも少なかったと全例撮像を推奨する論文が1編だけあった[14]．

腰痛患者への早期画像診断の是非については，国ごとに医療システムが違い国民の考え方の差異が反映される．早期撮影により偶発的に RFs が発見される利点はあるが，今後は治療効率や医療コストなど世界的な傾向を考えて，腰痛診療にあたる必要がある．

　労災で腰痛をきたした患者への早期画像診断については，同一著者で対象患者と調査方法が異なる 2 つの論文しかない[15, 16]．結果はほぼ同様で，早期 MRI 撮像群は非撮像群と比較して，下肢症状の有無で成績に差がなく，就労障害が多く医療費も高い結果であった．そして適応のない労災患者には早期 MRI 撮像が有益でないこと，最終結果が悪いことを患者に知らせるべきとしている．この件については結論を出すにはいたらず，今後さらに信頼性のある研究の発展が望まれる．

　急性腰痛が慢性化するのを予測するのは困難であるが，いつごろに判定するのが適切かを検討した論文がある．ODI，SF-12，不適応認知（著者らは恐怖回避思考から労働能力と身体能力を，疼痛破局思考から拡大視と無力感を取り出して「不適応認知」としてまとめ，4 段階の不適応認知指数で評価している）など 8 種類の評価法を 6 ヵ月間調査しており，そのうち発症後 12 週での不適応認知のみが predictive value 90％で予後予測に有用であった．また発症後 3 週ころには慢性化を予測する徴候が出始めるため，そのころから補助療法としての認知行動療法を介入するべきと報告している[17]．

文献

1) Chou R, et al. Diagnosis and treatment of low back pain: a joint clinical practice guideline from the American College of Physicians and the American Pain Society. Ann Intern Med 2007; **147**: 478.
2) Roudsari B, et al. Lumbar spine MRI for low back pain: indications and yield. AJR Am J Roentgenol 2010; **195**: 550.
3) Henschke N, et al. Prevalence of and screening for serious spinal pathology in patients presenting to primary care settings with acute low back pain. Arthritis Rheum 2009; **60**: 3072.
4) Downie A, et al. Red flags to screen for malignancy and fracture in patients with low back pain: systematic review. BMJ 2013; **347**: f7095.
5) Williams CM, et al. Red flags to screen for vertebral fracture in patients presenting with low-back pain. Cochrane Database Syst Rev 2013; (1): CD008643.
6) Henschke N, et al. Red flags to screen for malignancy in patients with low-back pain. Cochrane Database Syst Rev 2013; (2): CD008686.
7) Terakado A, et al. A Clinical Prospective Observational Cohort Study on the Prevalence and Primary Diagnostic Accuracy of Occult Vertebral Fractures in Aged Women with Acute Lower Back Pain Using Magnetic Resonance Imaging. Pain Res Manag 2017; 2017.（検索期間外）
8) Wassenaar M, et al. Magnetic resonance imaging for diagnosing lumbar spinal pathology in adult patients with low back pain or sciatica: a diagnostic systematic review. Eur Spine J 2012; **21**: 220.
9) Steffens D, et al. Do MRI findings identify patients with low back pain or sciatica who respond better to particular interventions? A systematic review. Eur Spine J 2016; **25**: 1170.
10) Ramirez N, et al. Evaluation of a systematic approach to pediatric back pain: the utility of magnetic resonance imaging. J Pediatr Orthop 2015; **35**: 28.
11) Andersen JC. Is immediate imaging important in managing low back pain?. J Athl Train 2011; **46**: 99.
12) Jarvik JG, et al. Association of early imaging for back pain with clinical outcomes in older adults. JAMA 2015; **313**: 1143.
13) Jenkins HJ, et al. Understanding patient beliefs regarding the use of imaging in the management of low back pain. Eur J Pain 2016; **20**: 573.
14) Jensen RK, et al. Routine versus needs-based MRI in patients with prolonged low back pain: a comparison of duration of treatment, number of clinical contacts and referrals to surgery. Chiropr Osteopat 2010; **18**: 19.
15) Webster BS, et al. Relationship of early magnetic resonance imaging for work-related acute low back pain with disability and medical utilization outcomes. J Occup Environ Med 2010; **52**: 900.
16) Webster BS, et al. Iatrogenic consequences of early magnetic resonance imaging in acute, work-related, disabling low back pain. Spine (Phila Pa 1976) 2013; **38**: 1939.
17) Melloh M, et al. What is the best time point to identify patients at risk of developing persistent low back pain?. J Back Musculoskelet Rehabil 2015; **28**: 267.

Background Question 8

腰痛診断において有用な画像検査は何か

要約

● 腰痛患者に対するＸ線撮影は，腰痛の原因の初期診断に意義がある．しかし，神経症状を伴わない非特異的腰痛患者に対する初診時の撮影は必ずしも行う必要はない．

● 危険信号（red flags）や神経症状を呈する患者では，Ｘ線撮影に引き続いて，MRI 撮像が推奨される．

● 椎間板，椎体終板，傍脊柱筋などの脊柱構成体を評価・精査するうえで MRI は有用である．椎間板造影，椎間関節造影はそれぞれの腰痛の診断に有用である可能性はあるが，必要に応じて複数の画像診断を組み合わせる．

○解説○

　腰痛診断における画像検査は，問診と身体検査でトリアージした red flags をより多面的かつ非侵襲的に評価することで正診率を確保することを目的とする（Background Question 7 参照）．これが腰痛診療におけるゴールデンスタンダードといえる．腰痛の特性にもかかわるため，本項目は Minds2014 の方針に則り Background Question として設定された．初版から今回の改訂にいたるまでに抽出された論文のうち症例集積研究の結果では，11,825 例の腰痛患者のうち身体検査に画像検査（単純Ｘ線，CT，MRI）を加えることでも初期診断が困難であったのは 20 症例であり，これらの症例は組織生検などによるさらなる精査により 70％が red flags と診断された[1]．このように現状の各種画像検査は診断の基本的ツールであり，特に CT や MRI など複数のモダリティを組み合わせることが診断において重要と結論づけられている．画像検査の意義についてガイドライン初版によれば，重篤な状態が明らかでない腰痛患者に対してはルーチンに画像検査を行っても画像検査を行わなかった場合と比較し臨床結果に改善はなかったという報告があることから[2]，red flags や神経症状のない非特異的腰痛に対する全例への画像検査の実施は必ずしも必要ないと結論づけられた．しかしながら，その後に報告された非特異的腰痛患者 145,430 例の診療に携わったプライマリケア医による診療プロセスを分析した結果では，初診から 4 週間以内で 53.9％の患者になんらかの画像検査がなされることで診断を得ていた[3]．これらの事実を勘案し，患者が有する症状，所見に注意し red flags の鑑別を常に念頭に置いて画像検査がなされるべきである．実地臨床を踏まえれば，全例ではないものの腰痛患者に対する画像検査，特にＸ線撮影は腰痛の原因の初期診断に意義があるものとして推奨されうる．

1）単純Ｘ線

　単純Ｘ線撮影は低コストかつ利便性が高いため腰痛診断の画像検査において最も普及している．一方で近年の画像検査を用いた研究は特に MRI などの高次モダリティを用いた病態解析が中心となっているため，プライマリケアにおける腰椎単純Ｘ線撮影の有用性について積極的に述べた文献は少ない．初版でも触れられたプライマリケア分野における腰痛患者へのＸ線撮影の有用性に関する報告によると，6 週間以上持続する腰痛患者に対しては機能的予後，疼痛の程度や健康状態の改善とＸ線撮影は直接の関連はない[4]．また，下肢痛のない 66 歳以上の非特異的腰痛患者 14,530 例に対する症例集積研究の結果では，受傷後 6 週以内と 12 ヵ月後の画像比較からは，早期

の画像検査は1年後の改善所見とは相関しない．したがって下肢痛のない腰痛患者においては早期の画像検査の価値は明らかではないという報告もある[5]．また，患者の不安が強い場合以外は，腰痛に対する早期X線ルーチン撮影は必須ではないという報告もある[6]．その一方で腰椎すべり症による腰痛をきたした腰痛患者を対象とした観察研究において，腹壁筋力低下や体幹側屈時などの痛みを含む身体所見と組み合わせた単純X線検査の実施は，MRIやCTなどの精査とともに重症度・予後と関連するという報告がある[7]．このため，腰痛診療における単純X線の実施が不適と一概にはいいかねるところであるが，下肢痛を呈する腰痛では少なくとも撮影する意義がある．単純X線では詳細な組織変性の評価は困難であるが，椎間板腔狭小化，骨棘と硬化像を変性とした場合に非特異的腰痛と関連していることが報告された（オッズ比1.2〜3.3）[8]．分析的横断研究の結果からは椎間板腔狭小化がその他の所見に比して腰痛との関連が強かった[8]．

　比較的信頼性の高いシステマティックレビューでは椎体骨折を評価するうえで単純X線撮影を推奨している[9]．外傷以外の病態でも脊椎関節炎患者を対象とした横断研究でも1割には椎体骨折がみられ，形態的評価には有利であるとされる[10]．さらに1つの椎体骨折があれば続発する新規椎体骨折を起こす危険性が高くなるため，慢性の背部痛・機能障害とも関連しうる可能性がある[11]．また，腰背部痛を呈した648例における単純X線とMRIの解析から，腰痛患者においては，痛みの部位（胸椎，腰椎，殿部や仙腸関節）とMRIにおいて炎症を示唆する輝度変化は相関していたとする報告がある[12]．以上から，腰痛の原因の診断・評価には単純X線検査そのものは意義があるものと考えられる．しかし，非特異的腰痛に関して単純X線のみのルーチン撮影を全例で行う必要性は必ずしも高くはない．

2）MRI，CT

　MRIやCTは，感染の早期や癌などの診断には単純X線像よりも感受性が高く，red flagsの合併が疑われる場合や神経症状のある患者の画像検査として有用である．CTにおいては高解像度での撮影や三次元像構築により変形・変性などの解剖学的特徴や病態を把握しやすい．一方で腰痛診断にかかわる診断学的な評価はMRIの有用性を述べた文献が多く，あるメタアナリシスでは50歳以下の腰痛患者においては椎間板膨隆，椎間板変性Modic typeⅠの終板変化，腰椎すべり症が腰痛と有意に相関し，MRIの有用性を示した[13]．その他，今回の文献抽出で得られたのはMRIの機能向上に伴う病態解析に関連する論文が中心であり，CTの新たな見解に関する論文は抽出されなかった．一方で慢性腰痛患者683例において，初診時から12ヵ月までのMRIによるフォローアップを行ったコホート研究では，症状改善にいたったのは53%に過ぎず，MRIによる確実な予後予測は困難であった[14]．またMRI撮像で検出される椎間板変性やその他の変性所見は無症候の患者にもみられることがあるため，プライマリケアにおける早期の画像検査として採用すべきかは賛否両論がある．あるランダム化比較試験では，プライマリケア患者に対する検査を腰椎単純X線からMRIに切り替えることで追加される利益は必ずしもなく，治療コストは増加し[15]，さらに発症後30日内の早期MRI撮影によって復職・就業率が低下するという報告がある[16]．MRIをルーチンで撮像する方が必要に応じてMRIを撮像する場合よりも治療期間の短縮や専門医への紹介回数低減，総医療費削減につながり，なおかつ手術適応にて紹介する症例数において有意な差がみられなかったとも報告されている[17]．また，早期のMRI検査は全体の治療内容には影響はないものの，わずかながら症状改善に関与するという論文もある[18]．

　腰痛の主因を特定するためにMRI所見との関連性について多くの相反する研究結果が報告されている．あるシステマティックレビューではMRI所見のなかでも椎間板突出，神経根の偏位や圧迫，椎間板変性や高輝度領域の所見との関連が報告されていたが，原因を特定するほどの正確性は

なかった[19]．実際にこれらの所見は無症候性患者にも高率に認められており[20~22]，非特異的腰痛の診断に用いるには正診率は必ずしも高くない．すなわち，これらの所見のみでは加齢に伴う生理的な変化をみていることになるが，複数の論文において MRI を用いて分析した結果，椎間板変性の頻度は加齢とともに増加して腰痛と関連し[20]，こうした多椎間変性は連続して存在する方が腰痛の発症に関連したと報告されている[23]．

　近年の MRI の機能向上により，椎体終板変化である Modic 変化が非特異的腰痛にもたらす影響が諸家より報告されている．Modic 変化でも特に type I との関連が腰痛発症の危険因子として関連が報告されており[24~26]，2,449 例の非特異的腰痛患者における MRI 画像解析の結果，終板変性と腰痛は上位腰椎よりも下位腰椎でより強い相関があった[27]．一方，Modic 変化のみでは腰痛との相関は有意ではなく[28]，148 例の無症候性患者を 3 年間追跡した結果 Modic 変化 type I は新たな腰痛発症の危険因子になっていなかったとの報告もある[29]．また，975 例の住民検診から得られた分析的な横断研究の結果では椎間板変性と Modic 変化が合併した場合に腰痛との相関がみられた[30]ほか，男性や BMI 高値例で腰痛と相関があり，疼痛・機能改善に乏しいことから復職率を妨げる要素となりうる[31]．さらに中年女性において独立した腰痛重症化の可能性があるなど[32,33]，終板変性と随伴所見が腰痛に相関するという趣旨の論文が報告されつつある．

　さらに MRI が持つ軟部組織定量性を応用し，無作為に抽出された 40 歳の腰痛患者 401 例に対する解析により腰椎多裂筋中の脂肪組織と腰痛・下肢痛は 40 歳の段階では腰痛・下肢痛と相関するという報告[34]や，178 例の腰下肢痛患者における患側での傍脊柱筋萎縮，脂肪浸潤の増加[35]などの所見が報告されており，傍脊柱筋や体幹筋も含めた総合的な質的評価も今後の研究が進むものと考えられる．

3）骨スキャン（single photon emission computed tomography：SPECT）

　本ガイドライン初版から引き続き，腰痛に対する SPECT の臨床的有効性を研究したエビデンスレベルの高い報告はない．あるレビューでは脊椎固定術後の偽関節の検出や幼児，青年および若年成人における背部痛の評価，癌患者における良性・悪性病変の鑑別において SPECT が有用とされている[36]．

4）その他の画像検査

a．椎間板造影，椎間板内注射

　特に椎間板性腰痛の診断・治療法として椎間板造影および椎間板内注射が用いられる．透視下の椎間板穿刺は侵襲的な手技であり MRI などの画像モダリティが発達した昨今では診断的な意義での施行頻度は減少しつつある．一方でその有用性について調査したメタアナリシスからは，椎間板性腰痛患者における椎間板造影の特異度は 0.92 と高く疑陽性率が 6％と低かったことから，MRI などの非侵襲的な画像検査で椎間板由来の慢性腰痛が疑われる場合は診断に重要性を持つ検査として推奨している[37~39]．さらに RCT により少量のブピバカインの椎間板内注射による疼痛軽快が椎間板造影による腰痛再現に加えて椎間板性腰痛の診断に有用であるとする報告もある[40]．一方で椎間板造影は無症候性患者に対する椎間板内注射で疼痛を誘発する可能性があり疑陽性率が高いこと，精神心理的因子のある患者では疼痛反応が増幅される可能性があることから，慢性腰痛患者における腰痛の主因を常に特定できる指標ではないことも示唆されている[41,42]．これは椎間板造影の意義において十分考慮する必要があるものの，MRI における椎間板変性所見のすべてが腰痛に必ずしも相関しないという事実を踏まえると，椎間板造影の有用性を完全に否定するものではない．ある前向き比較研究によれば，椎間板性腰痛の診断で入院した 138 例において椎間板造影実施前

には椎間板性と確定診断されず，造影により椎間板性腰痛と診断され手術対象となったのは42％，保存の方針に切り替えたのは8％であり，通常の問診・診察やMRIで確定診断にいたらない腰痛患者では椎間板造影の追加によって確定診断にいたる可能性があることが報告された[43]．このような事実からも，椎間板造影の意義は確認される．

b．椎間関節造影・注射

腰痛の一因と考えられている椎間関節の関与について，一連の研究において椎間関節に対する診断的ブロックの再現性は低く，特異度が62％と低い一方で疑陽性率が38％と高いことから，椎間関節注射そのものが信頼できる検査ではないとしている[44]．一方で椎間関節性疼痛に対して椎間関節神経ブロックを行った152例を2年間追跡調査した結果，80％以上の疼痛軽快が得られた症例の89.5％の症例で2年後でも腰痛の改善が認められると報告された．この報告では対照群は設定されていないため結果の解釈には慎重になる必要はあるものの[45, 46]，これらの報告から腰痛に対する椎間関節および神経ブロック注射の有効性は短期・長期において中等度のエビデンスがあると結論づける報告もある[47, 48]．さらに近年の分析的観察研究では，椎間関節由来疼痛と診断された75例では対照群に比較し誘発テストで腰痛が惹起され，MRIにて液体貯留・骨髄浮腫がある場合に有意に腰痛と関与すると報告されており[49]，複数のモダリティによる多角的な評価が有用であることを示している．

c．神経根ブロック

神経根ブロックは主として神経根症状を伴う腰痛に対して用いられることが多いが，責任病巣の推定と決定が前提となるため非特異的腰痛の診断検査として行われることは少ない．根性疼痛を伴う脊椎由来の疼痛の診断，高位決定において中等度のエビデンスがある[48, 50, 51]．治療法としての有用性についてはClinical Question 6にて後述する．

d．筋電図検査（EMG）

EMGは腰痛患者の骨格筋機能不全を評価できる検査のひとつであり，その解釈について複数の報告がある．表面筋電図は腰部脊柱管狭窄症等の多椎間レベルの障害患者を評価しうる有用な検査とされる[52]．慢性腰痛患者41例における表面筋電図の解析結果を述べた報告によれば，正常化ピークEMGは慢性腰痛群で高く，筋力も有意に低下していた[53]．一方で筋電図は慢性腰痛患者の運動学的解析方法として使用できるものの，臨床的な腰痛診断においては限定的であるとする報告もある[54]．

針筋電図は，電気生理学的検査のなかでは神経根障害を評価できる最も確立された検査であり，その病変部位の存在を特定しうる．一方で運動神経線維のみがモニターされ，生理的異常の特異性と特定領域の複数の筋が関与していることが必要であるため，その診断価値は限定的とされている[54]．

以上より，EMGは腰痛患者の背部筋の機能不全やリハビリテーションの効果を評価するうえで有用な検査となる可能性がある．しかし，現時点では初版ガイドラインに引き続き非特異的腰痛の診断検査として積極的な推奨はされにくい状況である．

文献

1）Rapala K, et al. Diagnostic and therapeutic problems of back pain syndromes and their distribution according to a colour coding system of flags. Ortop Traumatol Rehabil 2012; **14**: 215.

2）Chou R, et al. Imaging strategies for low-back pain: systematic review and meta-analysis. Lancet 2009; **373**(9662): 463.

3）Tan A, et al. Variation among Primary Care Physicians in the Use of Imaging for Older Patients with Acute Low Back Pain. J Gen Intern Med 2016; **31**: 156.

4）Kendrick D, et al. The role of radiography in primary care patients with low back pain of at least 6 weeks duration: a randomised (unblinded) controlled trial. Health Technol Assess 2001; **5** (30): 1.

5) Jarvik JG, et al. Association of early imaging for back pain with clinical outcomes in older adults. JAMA 2015; **313**: 1143.

6) Miller P, et al. Cost-effectiveness of lumbar spine radiography in primary care patients with low back pain. Spine (Phila Pa 1976) 2002; **27**: 2291.

7) Kalpakcioglu B, et al. Determination of spondylolisthesis in low back pain by clinical evaluation. J Back Musculoskelet Rehabil 2009; **22**: 27.

8) van Tulder MW, et al. Spinal radiographic findings and nonspecific low back pain. A systematic review of observational studies. Spine (Phila Pa 1976)1997; **22**: 427.

9) Chou R, et al. Diagnosis and treatment of low back pain: a joint clinical practice guideline from the American College of Physicians and the American Pain Society. Ann Intern Med 2007; **147**: 478.

10) Geusens P, et al. The prevalence of vertebral fractures in spondyloarthritis: relation to disease characteristics, bone mineral density, syndesmophytes and history of back pain and trauma. Arthritis Res Ther 2015; **17**: 294.

11) Nevitt MC, et al. The association of radiographically detected vertebral fractures with back pain and function: a prospective study. Ann Intern Med 1998; **128**: 793.

12) Blachier M, et al. Does the site of magnetic resonance imaging abnormalities match the site of recent-onset inflammatory back pain? The DESIR cohort. Ann Rheum Dis 2013; **72**: 979.

13) Brinjikji W, et al. MRI Findings of Disc Degeneration are More Prevalent in Adults with Low Back Pain than in Asymptomatic Controls: A Systematic Review and Meta-Analysis. AJNR Am J Neuroradiol 2015; **36**: 2394.

14) de Schepper EI, et al. The added prognostic value of MRI findings for recovery in patients with low back pain in primary care: a 1-year follow-up cohort study. Eur Spine J 2016; **25**: 1234.

15) Jarvik JG, et al. Rapid magnetic resonance imaging vs radiographs for patients with low back pain: a randomized controlled trial. JAMA 2003; **289**: 2810.

16) Webster BS, et al. Relationship of early magnetic resonance imaging for work-related acute low back pain with disability and medical utilization outcomes. J Occup Environ Med 2010; **52**: 900.

17) Jensen RK, et al. Routine versus needs-based MRI in patients with prolonged low back pain: a comparison of duration of treatment, number of clinical contacts and referrals to surgery. Chiropr Osteopat 2010; **18**: 19.

18) Gilbert FJ, et al. Low back pain: influence of early MR imaging or CT on treatment and outcome--multicenter randomized trial. Radiology 2004; **231**: 343.

19) Endean A, et al. Potential of magnetic resonance imaging findings to refine case definition for mechanical low back pain in epidemiological studies: a systematic review. Spine (Phila Pa 1976) 2011; **36**: 160.

20) Boden SD, et al. Abnormal magnetic-resonance scans of the lumbar spine in asymptomatic subjects. A prospective investigation. J Bone Joint Surg Am 1990; **72**: 403.

21) Jensen MC, et al. Magnetic resonance imaging of the lumbar spine in people without back pain. N Engl J Med 1994; **331**: 69.

22) Jarvik JJ, et al. The Longitudinal Assessment of Imaging and Disability of the Back (LAIDBack) Study: baseline data. Spine (Phila Pa 1976) 2001; **26**: 1158.

23) Chaparro LE, et al. Opioids compared with placebo or other treatments for chronic low back pain: an update of the Cochrane Review. Spine (Phila Pa 1976) 2014; **39**: 556.

24) Kjaer P, et al. Magnetic resonance imaging and low back pain in adults: a diagnostic imaging study of 40-year-old men and women. Spine (Phila Pa 1976) 2005; **30**: 1173.

25) Kjaer P, et al. Modic changes and their associations with clinical findings. Eur Spine J 2006; **15**: 1312.

26) Zhang YH, et al. Modic changes: a systematic review of the literature. Eur Spine J 2008; **17**: 1289.

27) Mok FP, et al. Modic changes of the lumbar spine: prevalence, risk factors, and association with disc degeneration and low back pain in a large-scale population-based cohort. Spine J 2016; 16: 32.

28) Keller A, et al. Are Modic changes prognostic for recovery in a cohort of patients with non-specific low back pain?. Eur Spine J 2012; **21**: 418.

29) Jarvik JG, et al. Three-year incidence of low back pain in an initially asymptomatic cohort: clinical and imaging risk factors. Spine (Phila Pa 1976) 2005; **30**: 1541.

30) Teraguchi M, et al. The association of combination of disc degeneration, end plate signal change, and Schmorl node with low back pain in a large population study: the Wakayama Spine Study. Spine J 2015; **15**: 622.

31) Arana E, et al. Modic changes and associated features in Southern European chronic low back pain patients. Spine J 2011; **11**: 402.

32) Maatta JH, et al. ISSLS Prize Winner: Vertebral Endplate (Modic) Change is an Independent Risk Factor for Episodes of Severe and Disabling Low Back Pain. Spine (Phila Pa 1976) 2015; **40**: 1187.

33) Jensen OK, et al. Type 1 Modic changes was a significant risk factor for 1-year outcome in sick-listed low back pain patients: a nested cohort study using magnetic resonance imaging of the lumbar spine. Spine J 2014; **14**: 2568.

34) Hebert JJ, et al. The relationship of lumbar multifidus muscle morphology to previous, current, and future low

back pain: a 9-year population-based prospective cohort study. Spine (Phila Pa 1976) 2014; **39**: 1417.

35) Wan Q, et al. MRI assessment of paraspinal muscles in patients with acute and chronic unilateral low back pain. Br J Radiol 2015; **88**(1053): 20140546.

36) Littenberg B, et al. Clinical efficacy of SPECT bone imaging for low back pain. J Nucl Med 1995; **36**: 1707.

37) Buenaventura RM, et al. Systematic review of discography as a diagnostic test for spinal pain: an update. Pain Physician 2007; **10**: 147.

38) Wolfer LR, et al. Systematic review of lumbar provocation discography in asymptomatic subjects with a meta-analysis of false-positive rates. Pain Physician 2008; **11**: 513.

39) Manchikanti L, et al. Systematic review of lumbar discography as a diagnostic test for chronic low back pain. Pain Physician 2009; **12**: 541.

40) Ohtori S, et al. Results of surgery for discogenic low back pain: a randomized study using discography versus discoblock for diagnosis. Spine (Phila Pa 1976) 2009; **34**: 1345.

41) Carragee EJ, et al. 2000 Volvo Award winner in clinical studies: Lumbar high-intensity zone and discography in subjects without low back problems. Spine (Phila Pa 1976) 2000; **25**: 2987.

42) Carragee EJ, et al. Diagnostic evaluation of low back pain. Orthop Clin North Am 2004; **35**: 7.

43) Berg S, et al. The impact of discography on the surgical decision in patients with chronic low back pain. Spine J 2012; **12**: 283.

44) Schwarzer AC, et al. The false-positive rate of uncontrolled diagnostic blocks of the lumbar zygapophysial joints. Pain 1994; **58**: 195.

45) Pampati S, et al. Accuracy of diagnostic lumbar facet joint nerve blocks: a 2-year follow-up of 152 patients diagnosed with controlled diagnostic blocks. Pain Physician 2009; **12**: 855.

46) Manchikanti L, et al. Making sense of the accuracy of diagnostic lumbar facet joint nerve blocks: an assessment of the implications of 50% relief, 80% relief, single block, or controlled diagnostic blocks. Pain Physician 2010; **13**: 133.

47) Boswell MV, et al. A systematic review of therapeutic facet joint interventions in chronic spinal pain. Pain Physician 2007; **10**: 229.

48) Boswell MV, et al. Interventional techniques: evidence-based practice guidelines in the management of chronic spinal pain. Pain Physician 2007; **10**: 7.

49) Mainka T, et al. Association between clinical signs assessed by manual segmental examination and findings of the lumbar facet joints on magnetic resonance scans in subjects with and without current low back pain: a prospective, single-blind study. Pain 2013; **154**: 1886.

50) North RB, et al. Specificity of diagnostic nerve blocks: a prospective, randomized study of sciatica due to lumbosacral spine disease. Pain 1996; **65**: 77.

51) Datta S, et al. An updated systematic review of the diagnostic utility of selective nerve root blocks. Pain Physician 2007; **10**: 113.

52) Mohseni-Bandpei MA, et al. Application of surface electromyography in the assessment of low back pain: a literature review. Phys Ther Rev 2000; **5**: 93.

53) Kumar S, et al. Torso muscle EMG profile differences between patients of back pain and control. Clin Biomech (Bristol, Avon) 2010; **25**: 103.

54) Fisher MA. Electrophysiology of radiculopathies. Clin Neurophysiol 2002; **113**: 317.

Clinical Question 1

腰痛の治療は安静よりも活動性維持のほうが有用か

推奨			
推奨草案	推奨度	合意率	エビデンスの強さ
●急性腰痛に対しては，安静よりも活動性維持のほうが有用である．一方，坐骨神経痛を伴う腰痛では，安静と活動性維持に明らかな差はない．	2	88.9%	C

【作成グループにおける，推奨に関連する価値観や好み】

　　急性腰痛では，安静より活動性維持のほうが，疼痛軽減と身体機能回復の観点で優っている．また，病欠の期間も，活動性維持のほうが短い．一方，坐骨神経痛を伴う腰痛では，疼痛軽減と身体機能回復に関して，安静と活動性維持に明らかな差はない．

【推奨の強さに影響する要因】

　◉アウトカム全般に関する全体的なエビデンスが強い

　　■　2：いいえ

　　　説明：急性腰痛では，安静よりも活動性維持のほうが有用である．
　　　　　　3編のRCT（N＝481）のなかから1編［Wiesel 1980（high risk of bias）］を除外して，
　　　　　　2編のRCT（N＝401）を検討した[1,2]．
　　　　　　　疼痛軽減（low quality evidence）
　　　　　　　身体機能回復（moderate quality evidence）
　　　　　　　病欠の期間（low quality evidence）
　　　　　　坐骨神経痛を伴う腰痛では，安静と活動性維持に明らかな差はない．
　　　　　　2編のRCT（N＝348）を検討した[3,4]．
　　　　　　　疼痛軽減（moderate quality evidence）
　　　　　　　身体機能回復（moderate quality evidence）
　　　　　　　病欠の期間（low quality evidence）

　◉益と害とのバランスが確実（コストは含めない）

　　■　2：いいえ

　　　説明：急性腰痛では，活動性維持で得られる益は多く，安静で得られる益は少ない．坐骨神経痛を伴う腰痛では，活動性維持で得られる益は少ない．

　◉患者の価値観や好み，負担の確実さ

　　■　2：いいえ

　　　説明：発症原因や社会的背景等によって修飾されるため，患者および家族の意向は一定ではないと考えられる．

　◉正味の利益がコストや資源に十分見合ったものかどうか

　　■　2：いいえ

　　　説明：活動性維持には大きなコストが発生せず，急性腰痛では疼痛軽減，身体機能回復が期待できる．また，病欠の期間も短縮する．一方，坐骨神経痛を伴う腰痛では，これらの利益が明らかではない．

【エビデンスの強さ】
■ C：効果の推定値に対する確信は限定的である
【推奨の強さ】
■ 2：弱い（行うことを弱く推奨する）

○解説○

　腰痛に対するベッド上安静に関して，2008年4月以降，ランダム化比較試験（RCT）に対するシステマティックレビューが2編報告されている．

　2009年までに発表されたRCTのシステマティックレビュー[5]は初版で引用した研究[6]をアップデートした内容である．対象は性別を問わない16〜80歳の急性腰痛（発症から6週未満，または慢性腰痛が悪化してから6週未満のもの）で，腰痛の種類は以下の2つに大別した．①神経症状のないいわゆる非特異的腰痛，②神経症状，すなわち坐骨神経痛を伴う腰痛．その結果，いわゆる非特異的腰痛に対しては，ベッド上安静よりも活動性維持のほうが疼痛と機能の面でより優っていた（図1）．Cochraneレビューを基に再度メタアナリシスをした結果，疼痛は低い質のエビデンス，機能の面は中等度の質のエビデンスであった．病欠の期間に関しては，ベッド上安静よりも活動性維持のほうが優っている低いレベルのエビデンスが認められた．これに対して，坐骨神経痛を伴う腰痛の場合では，ベッド上安静と痛みに応じた活動性維持の間には，疼痛および機能の面で明らかな差がないという中等度の質のエビデンスが示された（図2）．病欠の期間に関しては，ベッド上安静と活動性維持との間に明らかな差がないという低いレベルのエビデンスが認められた．

　2013年までに発表されたRCTのシステマティックレビュー[7]では，選択した論文に相違はあるものの，前述のシステマティックレビュー以降の論文は含まれていない．いずれも低いレベルのエビデンスであるが，疼痛に関しては，超短期（2週以内），短期（2週〜3ヵ月），中期（3〜12ヵ月）

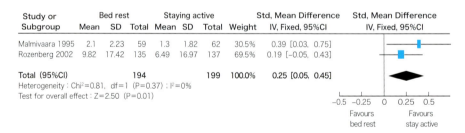

図1　急性腰痛に対する安静と活動性維持の比較；12週後の痛みの程度

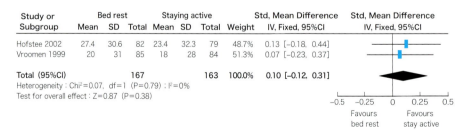

図2　坐骨神経痛を伴う腰痛に対する安静と活動性維持の比較；12週後の痛みの程度

のいずれの時点でもベッド上安静の効果はなく，身体機能の面でも超短期から中期まで明らかな差はなかった．また病欠に関して，超短期的にはベッド上安静より活動性維持のほうが有意によい結果が得られるが，短期的にはベッド上安静と活動性維持との間に明らかな差はないという低いレベルのエビデンスが認められた.

2017年に発表された米国内科学会（American College of Physicians：ACP）のガイドライン[8]では，急性から慢性まで，すべての腰痛患者に活動性を維持するように指導すべきと記載されている．ただし障害の程度や復職といった重要なアウトカムと疼痛軽減との関連性についてはエビデンスが不足していると指摘されている．

＜委員会での投票結果＞
・対象：出席委員9名（COI該当なし．学術的理由により1名が投票棄権）
　「1. 行うことを強く推奨する」　1名
　「2. 行うことを弱く推奨する」　8名
・結果：「2. 行うことを弱く推奨する」に決定した.

文献

1) Malmivaara A, et al. The treatment of acute low back pain--bed rest, exercises, or ordinary activity?. N Engl J Med. 1995; **332**: 351.（検索期間外）
2) Rozenberg S, et al. Bed rest or normal activity for patients with acute low back pain: a randomized controlled trial. Spine (Phila Pa 1976) 2002; **27**: 1487.（検索期間外）
3) Vroomen PC, et al. Lack of effectiveness of bed rest for sciatica. N Engl J Med. 1999; **340**: 418.（検索期間外）
4) Hofstee DJ, et al. Westeinde sciatica trial: randomized controlled study of bed rest and physiotherapy for acute sciatica. J Neurosurg 2002; **96** (1 Suppl): 45.（検索期間外）
5) Dahm KT, et al. Advice to rest in bed versus advice to stay active for acute low-back pain and sciatica. Cochrane Database Syst Rev 2010; (6): CD007612.
6) Hagen KB, et al. The updated cochrane review of bed rest for low back pain and sciatica. Spine (Phila Pa 1976) 2005; **30**: 542.（検索期間外）
7) Abdel Shaheed C, et al. Interventions available over the counter and advice for acute low back pain: systematic review and meta-analysis. J Pain 2014; **15**: 2.
8) Qaseem A, et al. Noninvasive Treatments for Acute, Subacute, and Chronic Low Back Pain: A Clinical Practice Guideline From the American College of Physicians. Ann Intern Med 2017; **166**: 514.（検索期間外）

Clinical Question 2

腰痛に薬物療法は有用か

推奨				
推奨草案	推奨薬選択に対する合意率 (註1)	推奨度	推奨度に対する合意率 (註2)	エビデンスの強さ
●薬物療法は疼痛軽減や機能改善に有用である.		1		B
●急性腰痛に対する推奨薬には以下の薬剤がある.				
非ステロイド性抗炎症薬	100%	1	100%	A
筋弛緩薬	100%	2	75%	C
アセトアミノフェン	90.9%	2	100%	D
弱オピオイド	72.7%	2	100%	C
ワクシニアウイルス接種家兎炎症皮膚抽出液	72.7%	2	71.4%	C
●慢性腰痛に対する推奨薬には以下の薬剤がある.				
セロトニン・ノルアドレナリン再取り込み阻害薬	100%	2	85.7%	A
弱オピオイド	100%	2	75%	A
ワクシニアウイルス接種家兎炎症皮膚抽出液	100%	2	100%	C
非ステロイド性抗炎症薬	90.9%	2	75%	B
アセトアミノフェン	81.8%	2	75%	D
強オピオイド（過量使用や依存性の問題があり，その使用には厳重な注意を要する）	81.8%	3	75%	D
三環系抗うつ薬	72.7%	なし	なし	C
●坐骨神経痛に対する推奨薬には以下の薬剤がある.				
非ステロイド性抗炎症薬	100%	1	75%	B
Caチャネル$\alpha_2\delta$リガンド	90.9%	2	85.7%	D
セロトニン・ノルアドレナリン再取り込み阻害薬	81.8%	2	85.7%	C

推奨薬の決定は，

1）下記の解説文に示す「益と害」に関する文献的エビデンスと本邦の臨床での実情を総合的に判断して，出席委員の投票により70%以上の同意が得られた薬剤を推奨薬として採択した（註1）.

2）各薬剤の推奨度は，出席した委員が投票し，70%以上の同意が得られた推奨度を各薬剤の推奨度とした（註2）. 推奨薬の表記順序は，推奨度，推奨薬採択時の合意率（註1），エビデンスの強さの高い順に表記した.

【作成グループにおける，推奨に関連する価値観や好み】

　　本CQの推奨作成にあたっては，対象薬物とプラセボとのランダム化比較試験のシステマティックレビューを行うことで各薬剤のエビデンスを検討し，益（疼痛の改善および機能の改善）と害（有害事象）のバランスを評価して決定した.

【推奨の強さに影響する要因】

◉アウトカム全般に関する全体的なエビデンスが強い
　■　1：はい
　　説明：各薬剤とプラセボとのランダム化比較試験の結果から推奨を導き出しており，エビデ
　　　　　ンスは強い．
◉益と害とのバランスが確実（コストは含めない）
　■　2：いいえ
　　説明：疼痛や機能の改善効果が得られない，あるいは有害事象のため中断を余儀なくされる
　　　　　症例は少なからず存在する．
◉患者の価値観や好み，負担の確実さ
　■　1：はい
　　説明：疼痛があれば大多数の患者は投薬を希望し，拒否する人は少ない．
◉正味の利益がコストや資源に十分見合ったものかどうか
　■　1：はい
　　説明：極端に高額な鎮痛薬は存在せず，保険診療で患者が負担するコストは許容範囲内と考
　　　　　えられる．

【エビデンスの強さ】
　■　B：効果の推定値に中程度の確信がある

【推奨の強さ】
　■　1：強い（行うことを強く推奨する）

○解説○

　腰痛診療ガイドライン策定委員会で検討した結果，今回のシステマティックレビューでは，各薬
剤とプラセボのランダム化比較試験(RCT)のみを対象として文献を検索した．実薬同士のRCTや
実薬の観察研究は今回のシステマティックレビューには含まれていないため，各薬剤に関するすべ
てのエビデンスを網羅しているわけではないことに留意する必要がある．

　文献の評価は，急性腰痛，慢性腰痛および坐骨神経痛を有する腰痛に区別して推奨薬を検討した．
各薬剤とプラセボのRCTが複数存在し，同一の評価法で検討されている論文に関してメタアナリ
シスを行った．Cochraneレビューがすでに存在する薬剤に関しては，Cochraneレビューで採択さ
れている論文を採用したが，論文の内容は精読し，メタアナリシスは担当委員を中心に独自に行っ
た．

　また今回採択した45編中27編(60%)に企業との利益相反(COI)が認められた．それらCOIが
認められた論文では，鎮痛効果に対する否定的な結果は報告されていない．また，時代の古い論文
に関してはCOIの概念が確立される以前の論文も含まれている．したがって，過半数の研究結果
に利益相反が影響している可能性を念頭に置いて評価すべきである．

　推奨薬の決定は，1）下記の解説文に示す「益と害」に関する文献的エビデンスと本邦の臨床で
の実情を総合的に判断して，出席委員の投票により70%以上の同意が得られた薬剤を推奨薬とし
て採択した（註1）．2）各薬剤の推奨度は，委員の70%以上の同意が得られた推奨度を各薬剤の推
奨度とした（註2）．推奨薬の表記の順序は，推奨度，推奨薬採択時の合意率（註1），エビデンス
の強さの高い順に表記した．

1）非ステロイド性抗炎症薬（NSAIDs）

急性腰痛に対する評価では 4 編の論文を採用した．4 編中 3 編に企業の COI を認めた．評価法が異なりメタアナリシスはできなかったが，4 つの研究[1〜4]すべてで疼痛の改善に有効性が示されており，エビデンスの強さは A とした．

慢性腰痛に対する評価では 4 編の論文を採用した．4 編中 3 編に企業の COI を認めた．疼痛の改善には 2 つの研究のメタアナリシスで疼痛が軽減する傾向を認め（図 1），残り 2 つの研究[5,6]でも疼痛が有意に改善していた．機能の改善に対する有効性は 3 つの論文で記載があったが，評価法が異なりメタアナリシスを行うことはできなかった．2 つの研究[6,7]では機能改善に有効性が認められたが，1 つの研究[8]では有効性が認められなかった．疼痛，機能ともに有効性を示す論文が多く，エビデンスの強さは B とした．

坐骨神経痛に対する評価では 3 編の論文を採用した．3 編中 3 編で企業の COI を認めた．2 つの論文[9,10]では疼痛の改善に有効性が示されたが，1 つの論文[11]では下肢痛および機能の改善に有意差が認められなかったため，エビデンスの強さは B とした．

有害事象に対する NSAIDs とプラセボのメタアナリシスでは有意差は認めなかった（図 2）．ただし短期間の調査が多く，患者の自覚症状のみの評価であるため腎機能障害や胃腸障害などの有害事象が実際よりも低く見積もられている可能性に留意する必要がある．

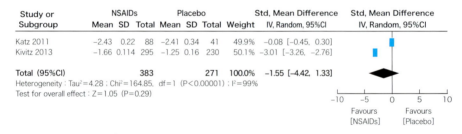

図 1　NSAIDs とプラセボの慢性腰痛における疼痛の改善に関する比較

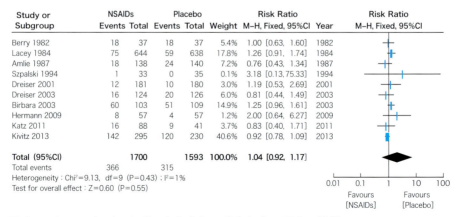

図 2　NSAIDs とプラセボの有害事象の発生頻度に関する比較

2）アセトアミノフェン（パラセタモール）

　急性腰痛および坐骨神経痛に対する評価に1編の論文[12]を採用した．この論文に企業のCOIは認められなかった．疼痛および機能の改善に対する有効性は認められておらず，エビデンスの強さはDとした．

　慢性腰痛に対する質の高い論文は存在しなかった．

　有害事象のリスクはプラセボと同等で安全性が示された．

3）筋弛緩薬

　急性腰痛には2編の論文[13, 14]を採用した．2編中2編に企業のCOIを認めた．2つの薬剤の種類が異なるためメタアナリシスを行うことはできなかったが，2つの研究とも疼痛の改善に有効性を示していた．各薬剤ともに1編のRCTのみであるため，エビデンスの強さはCとした．

　慢性腰痛と坐骨神経痛に対する質の高い論文は存在しなかった．

　有害事象のリスクはプラセボと同等で安全性が示された．

4）セロトニン・ノルアドレナリン再取り込み阻害薬（SNRI）

　急性腰痛に対する質の高い論文は存在しなかった．

　慢性腰痛に対する評価では3編の論文を採用した．3編中3編に企業のCOIを認めた．疼痛の改善には3つの研究のメタアナリシスで有効性が示され（図3），機能の改善には2つの研究のメタアナリシスで有効性が示され（図4），残りの1つの研究も有効性を示しており，エビデンスの強さはAとした．

　坐骨神経痛に対する評価では1編の論文[18]を採用した．この論文に企業のCOIは認められなかった．疼痛と機能の改善に有効性が示していたため，エビデンスの強さはCとした．

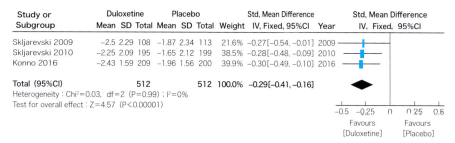

図3　SNRIとプラセボの慢性腰痛における疼痛の改善に関する比較

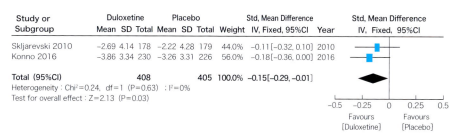

図4　SNRIとプラセボの慢性腰痛における機能の改善に関する比較

Study or Subgroup	Duloxetine Events	Duloxetine Total	Placebo Events	Placebo Total	Weight	Risk Ratio M-H, Random, 95%CI	Year
Skljarevski 2009	17	116	10	117	22.6%	1.71 [0.82, 3.59]	2009
Skljarevski 2010	30	198	11	203	24.6%	2.80 [1.44, 5.42]	2010
Konno 2016	16	232	8	226	20.4%	1.95 [0.85, 4.46]	2016
Schukro 2016	20	31	18	29	32.5%	1.04 [0.71, 1.53]	2016
Total (95%CI)		**577**		**575**	**100.0%**	**1.69 [0.98, 2.90]**	
Total events	83		47				

Heterogeneity : Tau^2=0.20 ; Chi^2=8.86, df=3 (P=0.03) ; I^2=66%
Test for overall effect : Z=1.89 (P=0.06)

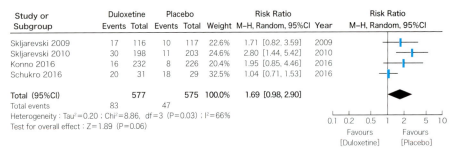

図 5　SNRI とプラセボの有害事象の発生頻度に関する比較

有害事象に対する SNRI とプラセボのメタアナリシスでは，有意差は認められなかったが SNRI で頻度が高かった(図 5).

5) ワクシニアウイルス接種家兎炎症皮膚抽出液

急性腰痛，慢性腰痛の評価に 5 編の論文を採用したが，これら 5 編の論文では，急性腰痛と慢性腰痛を区別せず評価していた．また，投与経路に，静注(1 編)，筋注(1 編)，経口(3 編)の違いを認めた．5 つの論文に企業の COI に関する記載はなかった．5 つの研究のメタアナリシスから，疼痛の改善に対する有効性が示された(図 6)．患者選択基準や疼痛評価法に非直接性や不正確性があると判断し，エビデンスの強さは C とした．

Study or Subgroup	Neurotropin Events	Neurotropin Total	Placebo Events	Placebo Total	Weight	Risk Ratio IV, Fixed, 95%CI	Year
Kawamura 1977	14	39	24	42	22.7%	0.63 [0.38, 1.03]	1977
Tsuyama 1977	4	31	12	30	5.4%	0.32 [0.12, 0.89]	1977
Ono 1981	19	53	29	59	28.2%	0.73 [0.47, 1.14]	1981
Ono 1982	24	87	22	83	22.7%	1.04 [0.63, 1.71]	1982
Ono 1987	17	59	23	61	21.0%	0.76 [0.46, 1.28]	1987
Total (95%CI)		**269**		**275**	**100.0%**	**0.74 [0.58, 0.93]**	
Total events	78		110				

Heterogeneity : Chi^2=4.84, df=4 (P=0.30) ; I^2=17%
Test for overall effect : Z=2.52 (P=0.01)

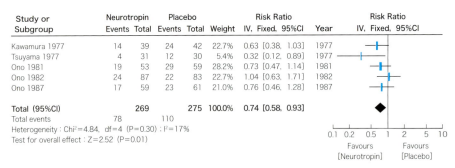

図 6　ワクシニアウイルス接種家兎炎症皮膚抽出液とプラセボの急性および慢性腰痛における疼痛の改善に関する比較

Study or Subgroup	Neurotropin Events	Neurotropin Total	Placebo Events	Placebo Total	Weight	Risk Ratio M-H, Fixed, 95%CI	Year
Kawamura 1977	0	42	0	44		Not estimable	1977
Tsuyama 1977	0	33	1	31	6.1%	0.31 [0.01, 7.42]	1977
Ono 1981	3	59	3	62	11.5%	1.05 [0.22, 5.00]	1981
Ono 1982	9	101	13	100	51.2%	0.69 [0.31, 1.53]	1982
Ono 1987	6	83	8	83	31.3%	0.75 [0.27, 2.07]	1987
Total (95%CI)		**318**		**320**	**100.0%**	**0.73 [0.41, 1.28]**	
Total events	18		25				

Heterogeneity : Chi^2=0.51, df=3 (P=0.92) ; I^2=0%
Test for overall effect : Z=1.10 (P=0.27)

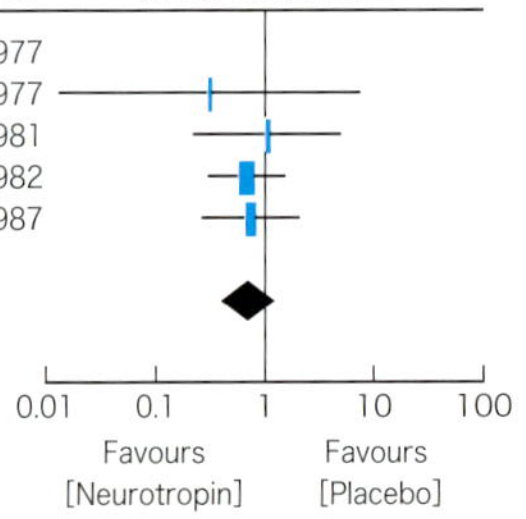

図 7　ワクシニアウイルス接種家兎炎症皮膚抽出液とプラセボの有害事象の発生頻度に関する比較

坐骨神経痛に対する質の高い論文は存在しなかった．

有害事象に対するワクシニアウイルス接種家兎炎症皮膚抽出液とプラセボのメタアナリシスでは，有意差は認められず安全性が示された（図7）．

6）Caチャネル$\alpha_2\delta$リガンド

急性腰痛および慢性腰痛に対する質の高い論文は存在しなかった．

坐骨神経痛に対する評価では2編の論文を採用した．2つの論文には企業のCOIを認めなかった．評価法が異なり疼痛および機能の改善に対するメタアナリシスはできなかったが，2編とも疼痛および機能の改善に有効性が認められなかったため，エビデンスの強さはDとした．

有害事象に対するCaチャネル$\alpha_2\delta$リガンドとプラセボのメタアナリシスでは，Caチャネル$\alpha_2\delta$リガンドで有意に頻度が高かった（図8）．

7）弱オピオイド

a．トラマドール

急性腰痛には1編の論文[26]を採用した．この論文には企業のCOIが認められた．疼痛の改善に有効性が示されたが，機能の改善は評価されていなかった．1編のRCTのみであったため，エビデンスの強さはCとした．

慢性腰痛には7編の論文を採用した．7編中6編で企業のCOIを認めた．疼痛の改善には4つの研究のメタアナリシスで有効性が示され（図9），メタアナリシスに含まれなかった3つの研究のうち2つの研究[27,28]では有効性が示されたが，1つの研究[29]では有効性が示されなかった．機

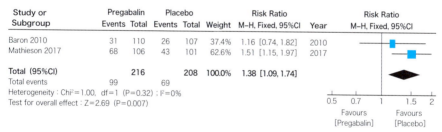

図8　Caチャネル$\alpha_2\delta$リガンドとプラセボの有害事象の発生頻度に関する比較

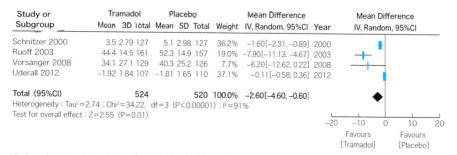

図9　トラマドールとプラセボの慢性腰痛における疼痛の改善に関する比較

能の改善は4つのメタアナリシスで有効性が示されたが（図10），メタアナリシスに含まれなかった3つの研究のうち2つ[29,30]では有効性が示されなかった．メタアナリシスを含めて多くの研究で有効性が示されており，エビデンスの強さはAとした．

坐骨神経痛に対する質の高い論文は存在しなかった．

有害事象に対するトラマドールとプラセボのメタアナリシスでは，トラマドールで有意に頻度が高かった（図11）．

b．ブプレノルフィン

急性腰痛に対する質の高い論文は存在しなかった．

慢性腰痛には3編の論文を採用した．3編中2編で企業のCOIを認めた．疼痛の改善には2つのメタアナリシスで有効性が示され（図12），残り1つの研究[34]でも有効性が示された．機能の改善は1つの研究[34]で評価され，Quebec Back Pain Disability Scaleの改善に有効性が認められなかった．メタアナリシスを含めて3編とも疼痛の改善に有効性が示されており，エビデンスの強さはA

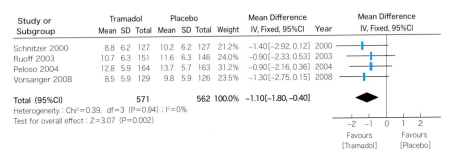

図10　トラマドールとプラセボの慢性腰痛における機能の改善に関する比較

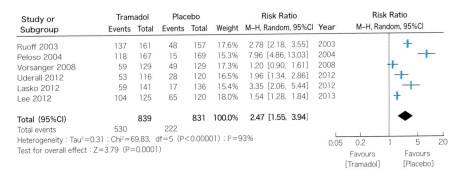

図11　トラマドールとプラセボの有害事象の発生頻度に関する比較

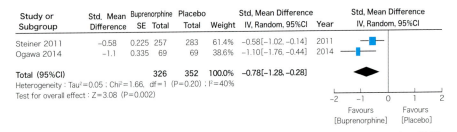

図12　ブプレノルフィンとプラセボの慢性腰痛における疼痛の改善に関する比較

とした.

坐骨神経痛に対する質の高い論文は存在しなかった.

有害事象に対するブプレノルフィンとプラセボのメタアナリシスでは，ブプレノルフィン群で有意に頻度が高かった(図 13).

8）強オピオイド

急性腰痛に対する質の高い論文は存在しなかった.

慢性腰痛の評価では 5 編の論文を採用した．5 編中 4 編で企業の COI を認めた.

疼痛の改善には 2 つのメタアナリシスの結果から有効性が示され(図 14)，残り 3 つの研究 [37～39] でも有意な疼痛の改善を認めた．機能の改善は記載内容からメタアナリシスはできなかったが，4 つの研究 [37～40] で一貫して有効性が認められた．しかし 5 編の論文で評価されている経口強オピオイドは本邦での保険適応のない薬剤であり，本ガイドラインにおけるエビデンスは D とした.

坐骨神経痛に対する質の高い論文は存在しなかった.

有害事象に対するメタアナリシスでは，強オピオイド群で有意に頻度が高かった(図 15).

Study or Subgroup	Buprenorphine Events	Buprenorphine Total	Placebo Events	Placebo Total	Weight	Risk Ratio M-H, Fixed, 95%CI	Year
Gordon 2010	18	79	5	79	17.9%	3.60 [1.41, 9.22]	2010
Steiner 2011	40	256	20	283	67.9%	2.21 [1.33, 3.68]	2011
Ogawa 2014	14	69	4	69	14.3%	3.50 [1.21, 10.10]	2014
Total (95%CI)		**404**		**431**	**100.0%**	**2.64 [1.75, 3.99]**	
Total events	72		29				

Heterogeneity : Chi²=1.16, df=2 (P=0.56) ; I²=0%
Test for overall effect : Z=4.64 (P<0.00001)

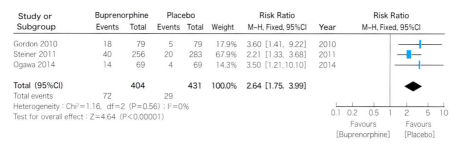

図 13　ブプレノルフィンとプラセボの有害事象の発生頻度に関する比較

Study or Subgroup	Std. Mean Difference	SE	Strong opioid Total	Placebo Total	Weight	Std. Mean Difference IV, Random, 95%CI	Year
Katz 2007	−1.69	0.345	105	100	45.6%	−1.69[−2.37, −1.01]	2007
Buynak 2010	−0.7	0.182	168	153	54.4%	−0.70[−1.06, −0.34]	2010
Total (95%CI)			**273**	**253**	**100.0%**	**−1.15[−2.12, −0.19]**	

Heterogeneity : Tau²=0.41 ; Chi²=6.44, df=1 (P=0.01) ; I²=84%
Test for overall effect : Z=2.34 (P=0.02)

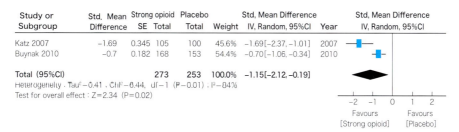

図 14　強オピオイドとプラセボの慢性腰痛における疼痛の改善に関する比較

Study or Subgroup	Strong opioid Events	Strong opioid Total	Placebo Events	Placebo Total	Weight	Risk Ratio M-H, Fixed, 95%CI	Year
Katz 2007	61	105	44	100	15.2%	1.32 [1.00, 1.74]	2007
Buynak 2010	240	318	190	319	63.9%	1.27 [1.14, 1.41]	2010
Hale 2010	77	134	62	134	20.9%	1.24 [0.98, 1.57]	2010
Total (95%CI)		**557**		**553**	**100.0%**	**1.27 [1.15, 1.40]**	
Total events	378		296				

Heterogeneity : Chi²=0.11, df=2 (P=0.94) ; I²=0%
Test for overall effect : Z=4.92 (P<0.00001)

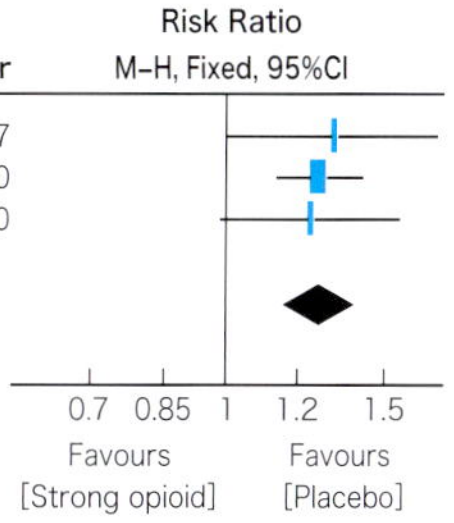

図 15　強オピオイドとプラセボの有害事象の発生頻度に関する比較

したがって，慢性腰痛に対する強オピオイドは疼痛および機能改善に短期的に有効であるエビデンスは存在する．しかし，長期使用により強オピオイドの過量使用や依存が生じることがある．まずは強オピオイド鎮痛薬以外の治療法を検討し，強オピオイド鎮痛薬を使用しなくてはならないだけの器質的疾患が存在し，副作用（依存）を上回る有用性が期待できることを条件にはじめて使用を検討すべきである．使用前には治療目標を患者に教育し，副作用（依存）の危険性についても十分に説明することが求められる．実臨床では，強オピオイドの使用が必要な場合もあるが，十分な評価ののちに限られた患者に使用することを原則とし，できるだけ短期間かつ低用量にとどめることが望ましい．

9）三環系抗うつ薬

三環系抗うつ薬に腰痛症に対する適応はない．しかし，本邦でも三環系抗うつ薬が腰痛治療に使用されてきた歴史的経緯があり，アミトリプチリンには神経障害性疼痛への適応があるため論文検索を行った．

急性腰痛に対する質の高い論文は存在しなかった．

慢性腰痛に対する評価では2編の論文[42,43]を採用した．2つの論文には企業のCOIを認めなかった．1編の論文では明確な疼痛評価がなされていなかったが，もう1編の論文では疼痛の改善に有効性が示された．機能の改善に対しては，2編とも有意差を認めなかった．1編のRCTで疼痛の改善に有効性が示されており，エビデンスの強さはCとした．委員の投票により三環系抗うつ薬は慢性腰痛に対する推奨薬として採択されたが，推奨度に関しては，保険適応がなく，SNRIが使用できる状況であえて推奨する必要がないとする意見がある一方で，実臨床では必要な状況があることや使用できないと不利益を被る患者さんがいるといった意見に分かれ，「推奨度はつけない」こととなった．

坐骨神経痛に対する評価では2編の論文を採用した．2つの論文には企業のCOIを認めなかった．記載内容から疼痛および機能の改善に対するメタアナリシスはできなかったが，1編の論文[44]では疼痛の改善に有効，もう1編の論文[45]では無効であった．機能の改善は1編の論文[45]で評価されており，無効であった．

有害事象に対する三環系抗うつ薬とプラセボのメタアナリシスでは，三環系抗うつ薬で高い傾向を認めたが，有意差はなかった（図16）．

文献

1) Lacey PH, et al. A double blind, placebo controlled study of piroxicam in the management of acute musculoskeletal disorders. Eur J Rheumatol Inflamm 1984; **7**: 95.（検索期間外）
2) Amlie E, et al. Treatment of acute low-back pain with piroxicam: results of a double-blind placebo-controlled trial. Spine (Phila Pa 1976) 1987; **12**: 473.（検索期間外）
3) Szpalski M, et al. Objective functional assessment of the efficacy of tenoxicam in the treatment of acute low back pain. A double-blind placebo-controlled study. Br J Rheumatol 1994; **33**: 74.（検索期間外）
4) Dreiser RL, et al. Relief of acute low back pain with diclofenac-K 12.5 mg tablets: a flexible dose, ibuprofen 200 mg and placebo-controlled clinical trial. Int J Clin Pharmacol Ther 2003; **41**: 375.（検索期間外）
5) Berry H, et al. Naproxen sodium, diflunisal, and placebo in the treatment of chronic back pain. Ann Rheum Dis 1982; **41**: 129.（検索期間外）
6) Birbara CA, et al. Treatment of chronic low back pain with etoricoxib, a new cyclo-oxygenase-2 selective inhibitor: improvement in pain and disability--a randomized, placebo-controlled, 3-month trial. J Pain 2003; **4**: 307.（検索期間外）
7) Kivitz AJ, et al. Efficacy and safety of tanezumab versus naproxen in the treatment of chronic low back pain. Pain 2013; **154**: 1009.
8) Katz N, et al. Efficacy and safety of tanezumab in the treatment of chronic low back pain. Pain 2011; **152**: 2248.

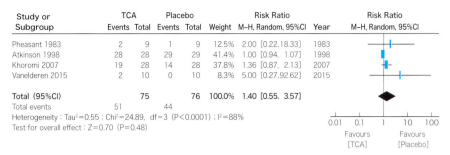

図 16　三環系抗うつ薬とプラセボの有害事象の発生頻度に関する比較

9) Dreiser RL, et al. Oral meloxicam is effective in acute sciatica: two randomised, double-blind trials versus placebo or diclofenac. Inflamm Res 2001; **50** (Suppl 1): 17.（検索期間外）
10) Herrmann WA, et al. Efficacy and safety of lornoxicam compared with placebo and diclofenac in acute sciatica/lumbo-sciatica: an analysis from a randomised, double-blind, multicentre, parallel-group study. Int J Clin Pract 2009; **63**: 1613.
11) Weber H, et al. The natural course of acute sciatica with nerve root symptoms in a double-blind placebo-controlled trial evaluating the effect of piroxicam. Spine (Phila Pa 1976) 1993; **18**: 1433.（検索期間外）
12) Williams CM, et al. Efficacy of paracetamol for acute low-back pain: a double-blind, randomised controlled trial. Lancet 2014; **384**(9954): 1586.
13) Pareek A, et al. Aceclofenac-tizanidine in the treatment of acute low back pain: a double-blind, double-dummy, randomized, multicentric, comparative study against aceclofenac alone. Eur Spine J 2009; **18**: 1836.
14) Chandanwale AS, et al. Evaluation of eperisone hydrochloride in the treatment of acute musculoskeletal spasm associated with low back pain: a randomized, double-blind, placebo-controlled trial. J Postgrad Med 2011; **57**: 278.
15) Skljarevski V, et al. A double-blind, randomized trial of duloxetine versus placebo in the management of chronic low back pain. Eur J Neurol 2009; **16**: 1041.
16) Skljarevski V, et al. Duloxetine versus placebo in patients with chronic low back pain: a 12-week, fixed-dose, randomized, double-blind trial. J Pain 2010; **11**: 1282.
17) Konno S, et al. A Randomized, Double-Blind, Placebo-Controlled Phase III Trial of Duloxetine Monotherapy in Japanese Patients with Chronic Low Back Pain. Spine (Phila Pa 1976) 2016; **41**: 1709.（検索期間外）
18) Schukro RP, et al. Efficacy of Duloxetine in Chronic Low Back Pain with a Neuropathic Component: A Randomized, Double-blind, Placebo-controlled Crossover Trial. Anesthesiology 2016; **124**: 150.
19) 川村次郎ほか．腰痛症に対するノイロトロピンの治療効果二重盲検法による臨床試験．新薬と臨牀 1977; **26**: 1505.（検索期間外）
20) 津山直一ほか．腰痛性疾患を主体とした，いわゆる症候性神経痛に対するノイロトロピンの治療効果—二重盲検法による臨床試験．基礎と臨床 1977; **11**: 309.（検索期間外）
21) 小野啓郎ほか．腰痛症に対するノイロトロピン錠（R）（NT）の臨床評価二重盲検比較試験．薬理と治療 1981; **9**: 2017.（検索期間外）
22) 小野啓郎ほか．腰痛性疾患に対するノイロトロピン(R)錠（NT）の臨床評価 イブプロフェン錠を基礎薬とするプラセボ錠との二重盲検比較試験．薬理と治療 1982; **10**: 5813.
23) 小野啓郎ほか．腰痛症および頸肩腕症候群に対するノイロトロピン(R)（NT）錠の有用性—二重盲検法によるケトプロフェン（KP）およびプラセボ（PL）との比較試験．基礎と臨床 1987; **21**: 837.（検索期間外）
24) Baron R, et al. The efficacy and safety of pregabalin in the treatment of neuropathic pain associated with chronic lumbosacral radiculopathy. Pain 2010; **150**: 420.
25) Mathieson S, et al. Trial of Pregabalin for Acute and Chronic Sciatica. N Engl J Med 2017; **376**: 1111.（検索期間外）
26) Lasko B, et al. Extended-release tramadol/paracetamol in moderate-to-severe pain: a randomized, placebo-controlled study in patients with acute low back pain. Curr Med Res Opin 2012; **28**: 847.
27) Peloso PM, et al. Analgesic efficacy and safety of tramadol/ acetaminophen combination tablets (Ultracet) in treatment of chronic low back pain: a multicenter, outpatient, randomized, double blind, placebo controlled trial. J Rheumatol 2004; **31**: 2454.（検索期間外）
28) Lee JH, et al. A randomized, double-blind, placebo-controlled, parallel-group study to evaluate the efficacy

and safety of the extended-release tramadol hydrochloride/acetaminophen fixed-dose combination tablet for the treatment of chronic low back pain. Clin Ther 2013; **35**: 1830.

29) Schiphorst Preuper HR, et al. Do analgesics improve functioning in patients with chronic low back pain? An explorative triple-blinded RCT. Eur Spine J 2014; **23**: 800.

30) Uberall MA, et al. Efficacy and safety of flupirtine modified release for the management of moderate to severe chronic low back pain: results of SUPREME, a prospective randomized, double-blind, placebo- and active-controlled parallel-group phase IV study. Curr Med Res Opin 2012; **28**: 1617.

31) Schnitzer TJ, et al. Efficacy of tramadol in treatment of chronic low back pain. J Rheumatol 2000; **27**: 772.（検索期間外）

32) Ruoff GE, et al. Tramadol/acetaminophen combination tablets for the treatment of chronic lower back pain: a multicenter, randomized, double-blind, placebo-controlled outpatient study. Clin Ther 2003; **25**: 1123.（検索期間外）

33) Vorsanger GJ, et al. Extended-release tramadol (tramadol ER) in the treatment of chronic low back pain. J Opioid Manag 2008; **4**: 87.

34) Gordon A, et al. Buprenorphine transdermal system for opioid therapy in patients with chronic low back pain. Pain Res Manag 2010; **15**: 169.

35) Steiner DJ, et al. Efficacy and safety of the seven-day buprenorphine transdermal system in opioid-naive patients with moderate to severe chronic low back pain: an enriched, randomized, double-blind, placebo-controlled study. J Pain Symptom Manage 2011; **42**: 903.

36) Ogawa S, et al. Low-Dose Transdermal Buprenorphine for Low Back Pain: An Enriched Enrollment Randomized Withdrawal Placebo-Controlled Study. 新薬と臨牀 2014; **63**: 1276.

37) Webster LR, et al. Oxytrex minimizes physical dependence while providing effective analgesia: a randomized controlled trial in low back pain. J Pain 2006; **7**: 937.（検索期間外）

38) Hale M, et al. Once-daily OROS hydromorphone ER compared with placebo in opioid-tolerant patients with chronic low back pain. Curr Med Res Opin 2010; **26**: 1505.

39) Chu LF, et al. Analgesic tolerance without demonstrable opioid-induced hyperalgesia: a double-blinded, randomized, placebo-controlled trial of sustained-release morphine for treatment of chronic nonradicular low-back pain. Pain 2012; **153**: 1583.

40) Buynak R, et al. Efficacy and safety of tapentadol extended release for the management of chronic low back pain: results of a prospective, randomized, double-blind, placebo- and active-controlled Phase III study. Expert Opin Pharmacother 2010; **11**: 1787.

41) Katz N, et al. A 12-week, randomized, placebo-controlled trial assessing the safety and efficacy of oxymorphone extended release for opioid-naive patients with chronic low back pain. Curr Med Res Opin 2007; **23**: 117.（検索期間外）

42) Pheasant H, et al. Amitriptyline and chronic low-back pain. A randomized double-blind crossover study. Spine (Phila Pa 1976) 1983; **8**: 552.（検索期間外）

43) Atkinson JH, et al. A placebo-controlled randomized clinical trial of nortriptyline for chronic low back pain. Pain 1998; **76**: 287.（検索期間外）

44) Vanelderen P, et al. Effect of minocycline on lumbar radicular neuropathic pain: a randomized, placebo-controlled, double-blind clinical trial with amitriptyline as a comparator. Anesthesiology 2015; **122**: 399.

45) Khoromi S, et al. Morphine, nortriptyline and their combination vs. placebo in patients with chronic lumbar root pain. Pain 2007; **130**: 66.（検索期間外）

Clinical Question 3

腰痛の治療として物理・装具療法は有用か

推奨			
推奨草案	推奨度	合意率	エビデンスの強さ
●腰痛の治療に対する物理・装具療法のなかには有用なものも存在する．しかし，高品質な研究は少なく，推奨される治療法は限定的である． 以下に各治療法のエビデンスの強さと推奨度を示す．			
牽引療法	2	90%	C
超音波療法	2	80%	C
TENS	2	70%	C
温熱治療	2	100%	C
腰椎サポート（コルセット）	2	80%	C

【作成グループにおける，推奨に関連する価値観や好み】
　本CQに対する推奨の作成にあたっては，腰痛治療のなかでも疼痛ならびに痛みのための身体的な機能障害，社会的損失を改善できる治療法か否かを重要視した．

【推奨の強さに影響する要因】
　◉アウトカム全般に関する全体的なエビデンスが強い
　　■　2：いいえ
　　　説明：エビデンスレベルC
　◉益と害とのバランスが確実（コストは含めない）
　　■　2：いいえ
　　　説明：明確な益が十分に証明されていない．
　◉患者の価値観や好み，負担の確実さ
　　■　2：いいえ
　　　説明：患者の好みによって大きくばらつくと考えられる．
　◉正味の利益がコストや資源に十分見合ったものかどうか
　　■　2：いいえ
　　　説明：コストや資源を明確に示したエビデンスに乏しい．

【エビデンスの強さ】
　　■　C：効果の推定値に対する確信は限定的である

【推奨の強さ】
　　■　明確な推奨ができない

○解説○

　物理療法として牽引，超音波，経皮的電気神経刺激（TENS），温熱/寒冷治療を，装具療法として腰椎サポート（コルセット），インソールについてCochraneレビューならびにハンドサーチを行い，急性/亜急性または慢性腰痛に対する各治療法の痛み機能の改善やコストに関して調べ，実

施可能な項目についてメタアナリシスを実施した．策定委員会ではまず牽引，超音波，TENS，温熱／寒冷治療，腰椎サポート，インソールに関してエビデンスのまとめをレビューし，その結果，寒冷治療，インソールの腰痛治療における効果については日本の実臨床で用いられている事例が少ないこと，エビデンスも限られることから推奨度は掲載しないと決定した．

1) 牽引療法

現在報告されている研究は，腰痛(坐骨神経痛を含む)患者へ牽引治療を推奨するのに十分なエビデンスを提供していない．観察研究など一部の条件下で疼痛改善，機能回復までの期間短縮などの結果が報告されているが，大規模で質の高い RCT は少なく，メタアナリシスでも牽引療法が腰痛(坐骨神経痛を含む)患者の治療にプラセボあるいは偽治療に比べ症状の改善につながることは示されていない．

a. 背景

牽引療法は腰痛患者(通常，坐骨神経痛も呈する)に対しベッドなどの床面に上半身を固定し，骨盤に巻いたハーネスで下方へ介達牽引し，腰椎の伸展を図る治療法である．適用される応力は，椎間板にかかる重力を減圧し，坐骨神経へかかる圧力を軽減すると仮定される．

b. 解説

Cochrane レビュー[1]では，坐骨神経痛の有無を問わない腰痛患者において，牽引治療と偽治療または無治療を比較評価した 2 つの研究[2,3]と，牽引療法と物理療法の併用または物理療法単独治療を比較した 1 つの研究[4]が採用されている．また，坐骨神経痛を伴う腰痛患者においても偽治療または無治療と牽引治療を比較した 6 つの研究[4~9]と，牽引療法と物理療法の併用または物理療法単独治療を比較した 4 つの研究[10~13]が採用されている．さらに，坐骨神経痛を伴わない腰痛患者において牽引療法の効果を評価した 1 つの研究が採用されている[14]．

坐骨神経痛の有無を問わない腰痛患者における偽牽引治療と牽引治療の比較[2]ならびに無治療と水中牽引の比較[3]では，牽引が腰痛の治療に有効であることを示唆する結果は短期のみであり(図1)．長期では報告されなかった．「職場復帰までの期間」を評価した研究[4]では，牽引治療による作業能力の回復率の向上を示した．

坐骨神経痛を伴う腰痛患者において牽引または偽牽引の効果を比較し，下肢痛または腰痛の回復率を評価した研究では[5]，3 週間の治療期間での完全な回復頻度に有意差はなかったが，牽引した群で完全に回復した患者または部分的に回復した患者は，有意に多かった($p<0.01$)．投薬，マッサージ，安静臥床との併用で最大 50 kg までの特定の増分ステップで連続牽引治療を 60 例に適用した研究[6]では有意差はなかった．牽引療法の効果を調べた 2 つの RCT[7,8]でも有意な改善は報告されておらず，他の研究でも短期成績のみ効果が見られたものや[10]，ホットパック，超音波，およ

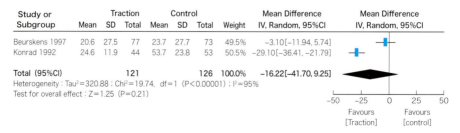

図 1　腰痛症に対する牽引療法の短期効果（坐骨神経痛を伴う／伴わないにかかわらず）

医療スタッフ必携。南江堂の好評書籍

今日の治療薬 2020 解説と便覧

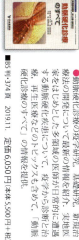

●編集 浦部晶夫・島田和幸・川合眞一

- 新たな新薬：関節リウマチなどの膠原病性疾患、炎症性腸疾患など各疾患に1つの章を新設、免疫抑制などを免疫疾患、次にまとめました。
- 新たな解説：図で見る薬価下に新マーカーを追加
- その他：①改訂の警告欄を区別して（2）AGを通常の後発品と区別して（3）採りにくい年11〜12月時点で承認の新薬　巻末付録：2019年「薬価収載」を新設

■B6判・1,438頁　2020.1.　定価5,060円（本体4,600円＋税）

日本医師会生涯教育シリーズ 動脈硬化診療のすべて

●編集・発行 日本医師会

- 動脈硬化診療の役立つ研究、基礎研究、新規治療などについて多領域の医師が日常診療に遭遇する動脈硬化疾患について、疫学から診断で出遭遇、再生医療などのトピックスを含めて、「動脈硬化診療のすべて」の情報を提供。

■B5判・374頁　2019.11.　定価6,050円（本体5,500円＋税）

減塩のすべて 理論から実践まで

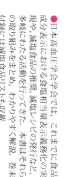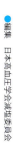

●編集 日本高血圧学会減塩委員会

- 日本高血圧学会ではこれまでに食品成分表示における食塩相当量表示義務化の実現など、減塩食品などの普及を行ってきた。本書ではこれら多岐にわたる活動を行ってきた、本書はそれら、付録には減塩食品リスクも収載。

■B5判・142頁　2019.5.　定価2,640円（本体2,400円＋税）

輸液・栄養療法 もち歩きBOOK

●著 伊東明彦

今日の処方（改訂第6版）

●編集 浦部晶夫・島田和幸・川合眞一

- 各疾患ごとに、薬剤の投与量・投与方法など具体的な処方例を、病型や病態、重症度に応じて段階的な処方方法を示。「医療では、一般名処方に応じた商品名を限定せず記載しただけでなく、専門医と一般臨床医の相互連携に必要な知識との連携医療」としても盛り込んだ。

■A5判・904頁　2019.3.　定価7,150円（本体6,500円＋税）

なぜ？どうする？がわかる！ 便秘症の診かた・治しかた

●編集 中島 淳

- やさしく、コンパクトに、「令和時代の便秘症診療」のアウトラインがまとまる。また、詳細な解説やその診療現場でぶち当たる疑問、特殊な便秘やその対応法まで網羅した。診療ガイドラインだけでは味わえない、リアルワールドの実践知識が詰まった一冊。

■A5判・180頁　2019.12.　定価3,080円（本体2,800円＋税）

エキスパートが答える Dr. 小川の傷や傷あと治療Q&A

●著 小川 令

- けがややけど、なかなか治らない傷・傷あと（創・瘢痕）は、患者のQOLに与える影響が大きく、その治療・管理においては、すべての医師・メディカルスタッフにとって重要である。エキスパートの理論と実践的な知識を、医師や研修医、メディカルスタッフにQ&A形式でやさしく解説。

■A5判・184頁　2019.4.　定価4,730円（本体4,300円＋税）

正解を目指さない!?意思決定⇔支援 人生最終段階の話し合い

●著 阿部泰之

今日の臨床検査 2019-2020

●監修 櫻林郁之介
●編集 矢冨 裕・廣畑俊成・山田俊幸・石黒厚至

- 保険収載されている検査を網羅した「主要疾患の検査」では、病型分類やワークアップに応じた検査などをまとめ、新たに「性感染症」「HIV感染症」「大腸癌」を追加。検査対象物質などをまとめた「概説」と各検査項目の「解説」で構成。

■B6判・722頁　2019.2.　定価5,280円（本体4,800円＋税）

かかりつけ医もここまで診かう！肛門初診外来診療マニュアル

●著 栗原浩幸

- 他医療機関で外来退院された患者が肛門の痛みや排便困難で悩んでいることは少なくない。日常診療で遭遇頻度の高い肛門疾患の診療を豊富な写真で示し、基本的な肛門外の処方までをエキスパートが伝える診療方法を的確に流れ、外来で行える肛門の診療方法をエキスパートが示し、診療の継続からガイドラインの更新、診療指針における項目が新設された。

■B5判・118頁　2019.5.　定価4,620円（本体4,200円＋税）

病態栄養専門管理栄養士のための病態栄養ガイドブック（改訂第6版）

●編集 日本病態栄養学会

- 同学会による「病態栄養専門管理栄養士」認定のための教育および継続的テキスト、資格取得・更新および継続的な知識の維持・向上に必須。2016年以降の新しい病態概念や治療の考え方を提示し、診療報酬改定やガイドラインの更新、臨床研究・臨床指針における項目が新設された。

■B5判・414頁　2019.6.　定価4,290円（本体3,900円＋税）

薬物療法に活かす糖尿病診療を聴く技術と話す技術

●著 松本一成

痛みの考えかた
しくみ・何を・どう効かす

●著 丸山一男

第3弾！

発売中

■A5判・366頁　2014.4.
定価3,520円（本体3,200円＋税）

人工呼吸の考えかた
いつ、どうして・どのように

●著 丸山一男

第2弾！

■A5判・284頁　2009.7.
定価3,520円（本体3,200円＋税）

周術期輸液の考えかた
何を・どれだけ・どの速さ

●著 丸山一男

第1弾！

■A5判・198頁　2005.2.
定価3,850円（本体3,500円＋税）

遊びごころイラストと解説を読み進めるうちに「考えかた」が身につく。
しくみと「考えかた」から世界が広がる。

酸塩基平衡の考えかた
故（ふる）きを・温（たず）ねて・Stewart

●著 丸山一男

『考えかた』シリーズ第4弾！

データの読みによる病態の把握、さらに治療へと繋がる道筋という"考えかた"をもとに解説。
難解にみえる概念や計算式もずんぶん頭に入ってくる。

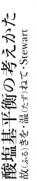

■A5判・278頁　2019.3.　定価3,520円（本体3,200円＋税）

○○は専門ではないけれども○○を診る機会がある! あなたへ
むかしの頭で診ていませんか？

むかしの頭で診ていませんか？ 循環器病診療を スッキリまとめました
●編集 村川裕二

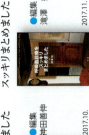

2015.8.

むかしの頭で診ていませんか？ 血液病診療を スッキリまとめました
●編集 神田善伸

2017.10.

むかしの頭で診ていませんか？ 呼吸器病診療を スッキリまとめました
●編集 滝澤 始

2017.11.

むかしの頭で診ていませんか？ 糖尿病診療を スッキリまとめました
●編集 森 保道／大西由希子

2017.12.

むかしの頭で診ていませんか？ 神経病診療を スッキリまとめました
●編集 宮嶋裕明

New　2019.6.

むかしの頭で診ていませんか？ 腎臓・高血圧診療を スッキリまとめました
●編集 長田太助

New　2019.6.

むかしの頭で診ていませんか？ 膠原病診療を スッキリまとめました
●編集 三村俊英

New　2019.10.

日常の診療に役立つ、知っておくと便利な各領域の知識をスッキリまとめました。
①各項目の冒頭は結論を掲載、②一般臨床医が遭遇する可能性が高い病態に絞って解説
③具体的にどうするのか　「むかしの考えかたが変わったのか」など、要点をギュッと凝縮。

■A5判　各定価4,180円（本体3,800円＋税）

現場のお悩みズバリ解決！
循環器の高齢者診療"術"

高齢者の循環器診療において自由きみからコンセンサスの得られていない課題を「評価」「治療」「管理」「ケア」「倫理的課題」に分類、解説。

●監修 代田浩之
●編集 荒井秀典／大村寛敏

■A5判・262頁　2019.4.　定価4,620円（本体4,200円＋税）

今すぐはじめられる！
心臓デバイスの遠隔モニタリング超入門

遠隔モニタリングシステム（RMS）の導入方法や運用時のポイントをわかりやすく解説。

●編著 鈴木 誠／三橋武司／寺田 健

■A5判・98頁　2019.4.　定価2,860円（本体2,600円＋税）

結核 Up to Date［Web付録つき］
結核症・非結核性抗酸菌症＋肺アスペルギルス症
（改訂第4版）

この領域の著しい進歩を盛り込み、今後の結核診療に一番役立つ内容へUp to Date。
付録として撮像写真をweb上で公開。

●編集 四元秀毅／倉島篤行／永井英明

■B5判・314頁　2019.6.　定価10,120円（本体9,200円＋税）

3週間de消化器病理2
臨床医のための病理のイロハ

前書『3週間de消化器病理』とともに読み通すことで、臨床医が知っておきたい消化器病理の知識がさらに身につき、病理理解が深まる。待望の続編！

●著 福嶋敬宜

■A5判・200頁　2019.5.　定価3,960円（本体3,600円＋税）

専門医をめざす医師のみならず、総合医療を専門とされる医療従事者まで、経和40年を今も変わらぬ指針とその力針と、今もなおどい業界書として生き続けています。

3年ぶりの改訂により最新のエビデンスを反映し、日本における糖尿病診療の指針を示した。

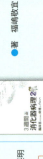

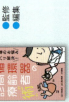

新たに登場したオピオイドや神経障害性疼痛治療薬に関する

■A5判　定価4,200円（本体4,200円＋税）

び電気治療を含む広範な物理療法介入と組み合わせて牽引治療を評価した研究では，牽引により疼痛スコアのわずかな改善を認めたが，総合評価で有意差はなかったものが多勢であった[9,11〜13]．

坐骨神経痛を伴わない腰痛患者において牽引群および偽治療群を比較した研究[14]では，14週目のVAS評価で開始前に比べ差を示したが2群間での差は認められなかった．物理療法に牽引療法の追加が有益か否かを検討した研究[15]では，アウトカムがわずかに改善されたという結果を示すのみであった．

<委員会での投票結果>
牽引療法
・対象：出席委員10名（COI該当なし，棄権した委員なし）
「2. 行うことを弱く推奨する」9名
「3. 行わないことを弱く推奨する」1名
・結果：「2. 行うことを弱く推奨する」に決定した．

2）超音波療法

現在のエビデンスは，腰痛治療に対し超音波療法を推奨するには不十分である．さらに，メタアナリシスではプラセボまたは偽対照治療と比較して超音波治療が疼痛または機能を改善しないことが示されているが，エビデンスレベルは低い．腰痛に対する超音波療法の効果についての決定的なエビデンスを確立するために，さらに質の高いRCTを実施すべきである．なお経済性についての十分なデータは存在しない．

a. 背景

高周音波により皮下組織を物理的に刺激する超音波療法は筋骨格系疾患に一般的に適用される治療法である．超音波は通常，連続法またはパルス法で与えられ，標的組織に音波のエネルギーを伝達し，熱または他の生理学的変化の増加を促進することによって有益な効果を有するとされる．

b. 解説

Cochraneレビューでは合計4件の研究が採用され，腰痛に対する超音波療法の効果を偽超音波プラセボと比較した[16〜19]．そのうち3つの研究では同時に運動療法を併用し[16〜18]，1つは超音波と運動に加えてホットパックも併用した[18]．効果の評価はVASによる疼痛評価が用いられ，超音波療法を受けた患者50例と偽治療を受けた患者50例を比較した結果，超音波治療により疼痛軽減効果を認めた（平均差−7.12，95％ CI −17.99〜3.75）（図2）[18〜20]．追加研究では，腰椎椎間板ヘルニアおよび坐骨神経痛に伴う腰痛患者の41％が超音波療法によって改善し，偽超音波または鎮痛薬のそれぞれ12％および6.8％より高い効果を示した[21]．別の36例の腰痛患者の小規模RCTでは，1ヵ月の追跡調査で偽治療群と比較して超音波療法群の有意な疼痛強度軽減を認めなかった[22]．

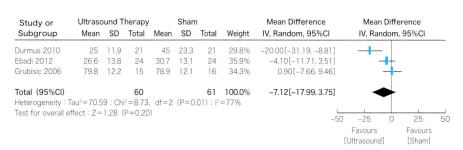

図2　超音波療法の腰痛に対する影響

＜委員会での投票結果＞
超音波療法
・対象：委員 10 名（COI 該当なし，棄権した委員なし）
　「2．行うことを弱く推奨する」　8 名
　「3．行わないことを弱く推奨する」　2 名
・結果：「2．行うことを弱く推奨する」に決定した．

3）経皮的電気神経刺激（transcutaneous electrical nerve stimulation：TENS）

　現在報告されている研究からは腰痛治療に TENS を推奨する十分なエビデンスはない．腰痛治療における TENS の潜在的利益はわずかに存在するが，実証するには大規模な質の高い RCT が必要である．

a．背景

　TENS は連続的な電気刺激により皮下の末梢神経を興奮させることを促す，一般的な治療選択肢である．神経刺激は通常比較的安価であり，自宅で持ち運びして使用することができるウェアラブルユニットによって提供される．電気刺激は皮膚に装着した電極から供給され，異なる周波数，振幅，パルス幅，および波形を発生させることができ，一般に低周波数（<10Hz）にて高強度，もしくは高周波数（＞80Hz）で低強度が適用される．疼痛緩和の効果は，神経の刺激を介して，痛みの感覚を変換することによって得られると仮定されている．

b．解説

　腰痛に対する TENS の効果を偽治療と比較して評価した RCT を 2 件採用した[23]．TENS 治療中および治療 60 分後の疼痛 visual analogue scale（VAS）値の評価では，TENS 治療群で 63.11 ±31.2 と有意に低下したが，偽治療群では 95.8 ±14.1 と効果を認めなかった[24]．4 週間のフォローアップ時に TENS をプラセボと比較した質の高い論文では，VAS，機能スコア，運動可動域に有意差はなかった[25]．システマティックレビューでは 6 件の RCT が採用され，そのうち 5 件は TENS と偽治療との比較であった[26]．そのうち 4 つメタ解析研究[25, 27～29]で治療後の疼痛の加重平均差 −4.47（95% CI −12.84～3.89）が報告され，2 つのメタ解析研究[25, 29]で治療後の障害の加重平均差は −1.36（95% CI −4.38～1.66）であった．TENS 治療は偽治療と比較して，疼痛および障害の改善には有効性がないと報告されている[26]．

＜委員会での投票結果＞
　TENS については推奨度に関して意見が分かれ，合計 3 回の投票を行った．COI に関しては，すべて該当なし．
【1 回目】
・対象：委員 10 名（COI 該当なし，棄権した委員なし）
　「2．行うことを弱く推奨する」　6 名
　「3．行わないことを弱く推奨する」　4 名
［意見］
・腰痛に限らず痛みの軽減について TENS は有効である可能性があり，Future Research Question にすることを提案する．
・保険診療で認められている治療法なので，「2．行うことを弱く推奨する」に投票した．
・解説文には有効であるエビデンスの記載がないため，「3．行わないことを弱く推奨する」に投票した．

【2回目】

・対象：委員9名（COI該当なし，1名投票棄権）

　「2．行うことを弱く推奨する」　5名

　「3．行わないことを弱く推奨する」　4名

［意見］

・クリニック（診療所）などでも TENS を使用しているケースもあり，「2．行うことを弱く推奨する」に投票した．

・データを重視すべき．また，腰椎サポートと TENS の使用頻度から，臨床の影響度を考えたときに，治療本来の立場を示すという意味で，Future Research Question にしてはどうか．

【3回目】

・対象：委員10名（COI該当なし，棄権した委員なし）

　「2．行うことを弱く推奨する」　7名

　「3．行わないことを弱く推奨する」　3名

・結果：「2．行うことを弱く推奨する」に決定した．

4）温熱治療

　腰痛に対する温熱治療を推奨する高品質のエビデンスは存在しない．ラッピングによる温熱治療には，急性および亜急性の腰痛患者の短期間の疼痛および障害を軽減することを示すエビデンスが見出されたが，慢性腰痛患者に対する温熱治療の効果に関するエビデンスはなかった．示されたエビデンスを確証するためには質の高い研究が必要であるが，急性または亜急性腰痛を緩和するのに有益であることが判明する可能性はあるものの，害として皮膚の発赤を示した低品質の研究もあり，注意を要する．

a．背景

　加熱または冷却された物質による温熱治療は，腰痛患者の主に急性および亜急性期に一般的に適用される安価な治療である．

b．解説

　Cochrane レビュー[30]では急性または亜急性腰痛患者の治療として加熱ラップまたは毛布を適用する形態で，表面熱の効果を探求した合計4つの研究が特定された[31〜34]．慢性腰痛患者に対し表面加熱治療を評価する研究はなかった．対照として非加熱ラップまたは経口プラセボ錠剤と比較した．含まれた研究は，短期的効果のみを評価する限界を有していた．腰痛治療としての表面的な低温療法に関する研究は報告されていない．加熱ラップは，処置後4，5日でプラセボ錠に比し有意に疼痛ならびに機能の改善が得られた[31,33]．上記2つの研究のメタ解析で，加熱ラップに，弱い疼痛軽減作用を示唆した1.06（95% CI 0.66〜1.46）（図3）．急性腰痛の緊急搬送中の症状緩和のため

Study or Subgroup	Superficial Heat			Control			Weight	Mean Difference IV, Fixed, 95%CI	Mean Difference IV, Fixed, 95%CI
	Mean	SD	Total	Mean	SD	Total			
Nadler 2003-a	2.5	1.56	92	1.56	1.76	88	66.6%	0.94 [0.45, 1.43]	
Nadler 2003-b	2.75	1.44	31	1.45	1.34	32	33.4%	1.30 [0.61, 1.99]	
								1.06 [0.66, 1.46]	
Total (95%CI)			123			120	100.0%		

Heterogeneity : Chi² = 0.70, df = 1 (P = 0.40) ; I² = 0%
Test for overall effect : Z = 5.23 (P < 0.00001)

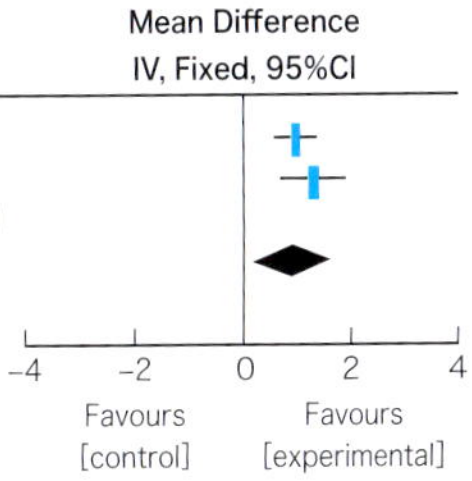

Favours [control]　Favours [experimental]

図3　温熱治療の腰痛に対する短期的影響

の加熱効果を評価した研究[34] では，パッシブウールブランケットと「アクティブな」折衷的な加熱ブランケットとを比較することにより，適用直後の軽度外傷患者からの急性の背部痛の軽減を比較し，加熱ブランケット処理の直後に疼痛スコアは有意に減少した[34]．最後に，温熱治療の悪影響として，皮膚の発赤がプラセボ群 120 例中 1 例，治療群 123 例中 6 例で報告された[31,33]．

<委員会での投票結果>

温熱治療
・対象：委員 10 名（COI 該当なし，棄権した委員なし）
　「2．行うことを弱く推奨する」 10 名
・結果：「2．行うことを弱く推奨する」に決定した．

5）腰椎サポート，コルセット

　急性，亜急性および慢性腰痛に対するコルセットなどの腰椎サポートの影響に関して得られる現在のエビデンスは，かなり限られている．そのなかでも腰椎サポートは，慢性腰痛治療に益をもたらさないことを示唆した．さらに腰椎サポートは皮膚病変，胃腸障害，高血圧，頻脈，および筋肉組織の障害などの有害作用との関連も示唆した．腰痛に対する腰椎サポートの有用性を検証するためには質の高い RCT が必要である．

a．背景

　腰椎サポートとは，一般にコルセットなどの脱着可能な硬性または軟性の腰椎固定装具を指す．腰椎サポートは筋骨格変形の矯正，脊椎可動性の制限，脊椎の安定化，機械的負荷の軽減効果があり，マッサージなどのプラセボに比べ，腰痛患者へ肯定的な効果をもたらすとされている[35]．本解説には腰椎サポートの効果について偽治療と比較した RCT のみが含まれる．

b．解説

　Cochrane レビュー[35] に採用された慢性腰痛治療に対する腰椎サポートの有効性を評価した研究は 1 件のみであり，痛み，機能の評価において効果を認めなかった[36]．急性，亜急性または慢性の腰痛を区別しない研究は 5 つ特定され，うち 3 つ[13,37,38] はそれぞれ 334 例，456 例および 164 例の参加者を含み，腰椎サポートによる痛みの改善は認めなかった．また，他の報告[39] でも短期間の改善が数%にみられたに過ぎない．腰椎サポートは無治療と比較して，短期間の機能改善を示した[38〜40]．復職に関しては，腰椎サポートの有効性は一貫していない[13,39]．他の 2 研究[13,37] でも腰椎サポートによる全体的な改善は認められなかった．腰椎サポートによる皮膚病変，胃腸障害，より高い血圧および心拍数，および筋肉組織の障害などの有害作用との関連を示唆した[41,42]．

<委員会での投票結果>

腰椎サポート
・対象：委員 10 名（COI 該当なし，棄権した委員なし）
　「2．行うことを弱く推奨する」 10 名
・結果：「2．行うことを弱く推奨する」に決定した．

6）インソール（足底装具）

　腰痛治療に対してインソールの潜在的な利益を示すエビデンスはない．下肢の痛みに有用との報告[43] があり，他の研究[4] でもカスタマイズインソールの有用性が示されているが，絶対的な影響は小さく，データが完全には提示されていない．

a．背景

　靴のインソールまたは足底装具は，ソールの表面の形状または組成を変えるために患者の靴の底

に設置することによってショックの吸収やバランス能力，固有感覚機能を増強できると仮定されているが，議論が分かれるところである．

b. 解説

Cochrane レビューでは腰痛患者に対するインソールの効果を偽治療と評価する 3 つの研究が採用されたが，腰痛治療のためのインソールの効果のみに特に焦点を当てた RCT はない[43〜46]．カスタマイズされたインソールを腰痛および下肢痛を有する症例と下肢痛のみの症例に用いた報告では，下肢痛の改善がわずかに認められたものの，腰痛の改善は得られていない[43,44]．

<委員会での投票結果>

インソールは，研究自体が少なく，また一般的な治療法とはいえないことから，今版では推奨は記載せず，解説に記載するにとどめた．

文献

1) Wegner I, et al. Traction for low-back pain with or without sciatica. Cochrane Database Syst Rev 2013; (8): CD003010.
2) Beurskens AJ, et al. Efficacy of traction for nonspecific low back pain. 12-week and 6-month results of a randomized clinical trial. Spine (Phila Pa 1976). 1997; **22**: 2756. （検索期間外）
3) Konrad K, et al. Controlled trial of balneotherapy in treatment of low back pain. Ann Rheum Dis 1992; **51**: 820. （検索期間外）
4) Pal B, et al. A controlled trial of continuous lumbar traction in the treatment of back pain and sciatica. Br J Rheumatol 1986; **25**: 181. （検索期間外）
5) Larsson U, et al. Auto-traction for treatment of lumbago-sciatica. A multicentre controlled investigation. Acta Orthop Scand 1980; **51**: 791. （検索期間外）
6) Reust P, et al. [Treatment of lumbar sciatica with or without neurological deficit using mechanical traction. A double-blind study]. Schweiz Med Wochenschr 1988; **118**: 271. （検索期間外）
7) Weber H. Traction therapy in sciatica due to disc prolapse (does traction treatment have any positive effect on patients suffering from sciatica caused by disc prolapse?). J Oslo City Hosp 1973; **23**: 167. （検索期間外）
8) Weber H, et al. Traction therapy in patients with herniated lumbar intervertebral discs. J Oslo City Hosp 1984; **34**(7-8): 61. （検索期間外）
9) Lidstrom A, et al. Physical therapy on low back pain and sciatica. An attempt at evaluation. Scand J Rehabil Med 1970; **2**: 37. （検索期間外）
10) Fritz JM, et al. Is there a subgroup of patients with low back pain likely to benefit from mechanical traction? Results of a randomized clinical trial and subgrouping analysis. Spine (Phila Pa 1976). 2007; **32**: 793.
11) Ozturk B, et al. Effect of continuous lumbar traction on the size of herniated disc material in lumbar disc herniation. Rheumatol Int 2006; **26**: 622. （検索期間外）
12) Harte AA, et al. The effectiveness of motorised lumbar traction in the management of LBP with lumbo sacral nerve root involvement: a feasibility study. BMC Musculoskelet Disord 2007; **8**: 118.
13) Coxhead CE, et al. Multicentre trial of physiotherapy in the management of sciatic symptoms. Lancet 1981; **1**(8229): 1065. （検索期間外）
14) Schimmel JJ, et al. No effect of traction in patients with low back pain; a single centre, single blind, randomized controlled trial of Intervertebral Differential Dynamics Therapy. Eur Spine J 2009; **18**: 1843.
15) Borman P, et al. The efficacy of lumbar traction in the management of patients with low back pain. Rheumatol Int 2003; **23**: 82.
16) Ebadi S, et al. The effect of continuous ultrasound on chronic non-specific low back pain: a single blind placebo-controlled randomized trial. BMC Musculoskelet Disord 2012; **13**: 192.
17) Ansari NN, et al. A randomized, single blind placebo controlled clinical trial on the effect of continuous ultrasound on low back pain. Electromyogr Clin Neurophysiol 2006; **46**: 329.
18) Durmus D, et al. Effects of therapeutic ultrasound and electrical stimulation program on pain, trunk muscle strength, disability, walking performance, quality of life, and depression in patients with low back pain: a randomized-controlled trial. Rheumatol Int 2010; **30**: 901.
19) Grubisic F, et al. [Therapeutic ultrasound in chronic low back pain treatment]. Reumatizam 2006; **53**: 18. （検索期間外）
20) Ebadi S, et al. Therapeutic ultrasound for chronic low-back pain. Cochrane Database Syst Rev 2014; (3): CD009169.
21) Nwuga VC. Ultrasound in treatment of back pain resulting from prolapsed intervertebral disc. Arch Phys Med

Rehabil 1983; **64**: 88.（検索期間外）

22）ROMAN MP. A clinical evaluation of ultrasound by use of a placebo technic. Phys Ther Rev 1960; **40**: 649.（検索期間外）

23）Khadilkar A, et al. Transcutaneous electrical nerve stimulation for the treatment of chronic low back pain: a systematic review. Spine (Phila Pa 1976) 2005; **30**: 2657.

24）Cheing GL, et al. Transcutaneous electrical nerve stimulation: nonparallel antinociceptive effects on chronic clinical pain and acute experimental pain. Arch Phys Med Rehabil 1999; **80**: 305.（検索期間外）

25）Deyo RA, et al. A controlled trial of transcutaneous electrical nerve stimulation (TENS) and exercise for chronic low back pain. N Engl J Med 1990; **322**: 1627.（検索期間外）

26）van Middelkoop M, et al. A systematic review on the effectiveness of physical and rehabilitation interventions for chronic non-specific low back pain. Eur Spine J 2011; **20**: 19.

27）Ghoname EA, et al. Percutaneous electrical nerve stimulation for low back pain: a randomized crossover study. JAMA 1999; **281**: 818.（検索期間外）

28）Jarzem, et al. Transcutaneous electrical nerve stimulation [TENS] for short-term treatment of low back pain–randomized double blind crossover study of sham versus conventional TENS. J Musculoskelet Pain 2005; **13**: 11.（検索期間外）

29）Topuz, et al. Efficacy of transcutaneous electrical nerve stimulation and percutaneous neuromodulation therapy in chronic low back pain. J Back Musculoskelet Rehabil 2004; **17**: 127.（検索期間外）

30）French SD, et al. Superficial heat or cold for low back pain. Cochrane Database Syst Rev 2006; (1): CD004750.

31）Nadler SF, et al. Continuous low-level heatwrap therapy for treating acute nonspecific low back pain. Arch Phys Med Rehabil 2003; **84**: 329.

32）Nadler SF, et al. Continuous low-level heat wrap therapy provides more efficacy than Ibuprofen and acetaminophen for acute low back pain. Spine (Phila Pa 1976) 2002; **27**: 1012.

33）Nadler SF, et al. Overnight use of continuous low-level heatwrap therapy for relief of low back pain. Arch Phys Med Rehabil 2003; **84**: 335.

34）Nuhr M, et al. Active warming during emergency transport relieves acute low back pain. Spine (Phila Pa 1976) 2004; **29**: 1499.

35）van Duijvenbode IC, et al. Lumbar supports for prevention and treatment of low back pain. Cochrane Database Syst Rev 2008; (2): CD001823.

36）Gibson, et al. The effectiveness of flexible and rigid supports in patients with lumbar backache. The Journal of Orthopeadic Medicine 2002; **24**: 86.（検索期間外）

37）Doran DM, et al. Manipulation in treatment of low back pain: a multicentre study. Br Med J 1975; 2(5964): 161.（検索期間外）

38）Hsieh CY, et al. Functional outcomes of low back pain: comparison of four treatment groups in a randomized controlled trial. J Manipulative Physiol Ther 1992; **15**: 4.（検索期間外）

39）Valle-Jones JC, et al. Controlled trial of a back support ('Lumbotrain') in patients with non-specific low back pain. Curr Med Res Opin 1992; **12**: 604.（検索期間外）

40）Penrose, et al. Acute and chronic effects of pneumatic lumbar support on muscular strength, flexibility, and functional impairment index. Sports Medicine, Training and Rehabilitation 1991; **2**: 121.（検索期間外）

41）McGill SM. Abdominal belts in industry: a position paper on their assets, liabilities and use. Am Ind Hyg Assoc J 1993; **54**: 752.（検索期間外）

42）Calmels P, et al. An update on orthotic devices for the lumbar spine based on a review of the literature. Rev Rhum Engl Ed 1996; **63**: 285.（検索期間外）

43）Tooms RE, et al. Effect of viscoelastic insoles on pain. Orthopedics 1987; **10**: 1143.（検索期間外）

44）Shabat S, et al. The effect of insoles on the incidence and severity of low back pain among workers whose job involves long-distance walking. Eur Spine J 2005; **14**: 546.

45）Sahar T, et al. Insoles for prevention and treatment of back pain. Cochrane Database Syst Rev 2007; (4): CD005275.

46）Basford JR, et al. Shoe insoles in the workplace. Orthopedics 1988; **11**: 285.（検索期間外）

Clinical Question 4

腰痛に運動療法は有用か

推奨			
推奨草案	推奨度	合意率	エビデンスの強さ
●慢性腰痛に対する運動療法は有用である.	1	90.9%	B
●急性腰痛および亜急性腰痛に対してはエビデンスが不明である.	なし		

【作成グループにおける, 推奨に関連する価値観や好み】
　痛みや生活の質(QOL)の改善程度とともに, 有害事象を重要視した.
【推奨の強さに影響する要因】
　◉アウトカム全般に関する全体的なエビデンスが強い
　　■　1：はい
　　　説明：エビデンスの強さはB
　◉益と害とのバランスが確実（コストは含めない）
　　■　1：はい
　　　説明：一般腰痛患者に対する運動療法の有害事象は過去の論文で問題とされていない.
　◉患者の価値観や好み, 負担の確実さ
　　■　2：いいえ
　　　説明：患者および家族の意向は大きくばらつくと考えられる.
　◉正味の利益がコストや資源に十分見合ったものかどうか
　　■　1：はい
　　　説明：運動療法を推奨するうえで最優先のアウトカムではないため過去のコストに関する論
　　　　　　文数が少ないが, 保険診療で一般的な病院で可能な治療法であるので,「コスト」は「い
　　　　　　いえ」から「はい」に変更する.
【エビデンスの強さ】
　　■　B：効果の推定値に中程度の確信がある.
【推奨の強さ】
　　■　1：強い（行うことを強く推奨する）
　　　＊【注】慢性腰痛に対して
＜委員会での投票結果＞
　慢性腰痛に対する運動療法の推奨決定において, 出席委員11名（学術的COIのため, 1名投票
を棄権）を対象に1回目投票を行った. その結果,「行うことを強く推奨する」5名,「行うことを
弱く推奨する」6名であった. 合意にいたらなかったためさらに委員で検討した. 現在もなお, ど
の運動療法がよいかは明確でなく, 運動療法の種類や方法により効果が一定でない場合もある一方,
慢性腰痛に対する運動療法の高いエビデンスを示す論文があること, 米国の診療ガイドラインでは
正しい運動療法について害はなく益が勝るというエビデンスがあるなどの意見が出された. 11名
による2回目投票の結果,「行うことを強く推奨する」10名,「行うことを弱く推奨する」1名であ
り,「行うことを強く推奨する」に決定した.

○解説○

1）急性腰痛に対する運動療法

急性腰痛に対する運動療法の RCT のメタアナリシスによると，運動療法は無治療群や，他の保存的治療と比べ疼痛改善が同様であり[1]，腰椎関連機能障害や健康状態，患者満足度などについても運動療法の効果を認めなかった[2]．腰痛体操と対照を比較した報告では，腰痛，機能障害，QOL，復職に関し，急性期における腰痛体操の効果はなく，通常通りの生活を継続することが唯一の有益な介入であった[3]．

2）亜急性腰痛に対する運動療法

運動療法とプラセボ，あるいは一般的な保存的治療の比較では，運動療法の腰痛に対する中等度の効果[2]や運動療法の復職に対する効果が示された[1]．しかし，痛みや機能障害の改善には効果が不明であった[1]．Cochrane レビューでは，亜急性期において理学療法を含む集学的生物心理社会学的リハビリテーション（multidisciplinary biopsychosocial rehabilitation：MBR）は一般的な治療よりも腰痛，腰痛関連機能障害，就労状態に対する改善が期待できるが，質が低い研究に基づいているため，エビデンスレベルは低い．したがって亜急性腰痛に対する運動療法の効果については，今後，質の高い研究が必要である[4]．

3）慢性腰痛に対する運動療法

慢性腰痛患者の RCT では，運動療法が腰椎可動域や機能障害の改善に効果があり[5]，疼痛，運動機能，健康状態，筋力および持久力も改善した[6]．慢性腰痛患者の QOL に関する RCT でも運動療法は QOL 改善に効果があった[7]．メタアナリシスでも，慢性腰痛に対する運動療法は疼痛改善に加え，機能障害や QOL 改善に対しても効果があった[8,9]．Cochrane のシステマティックレビューとメタアナリシスでも，慢性腰痛患者の疼痛や身体障害の軽減には理学療法を含む MBR が効果的であった[10]．

日本における全国的な RCT では，運動群（体幹筋力強化とストレッチを 10 回，1 日最低 2 セット）と対照群（非ステロイド性抗炎症薬［NSAIDs］内服）を比較したところ，腰痛の強さや FFD（finger floor distance）に差はなかったものの，腰痛関連 QOL が運動群で有意に改善しており，国内においても慢性腰痛に対する運動療法の効果が示された[11]．

したがって慢性腰痛に対する運動療法は強く推奨される保存的治療のひとつといえる[12]．ただし，現時点では効果的な運動療法の種類を明確に示す論文はなく，運動療法の長期的な効果は明らかになっていない[13]．37 の RCT をレビューした論文では，一般的な運動療法は無治療に比べ疼痛や機能障害が改善し，治療終了後 12 ヵ月でもこれらの改善効果が維持された一方[14]，15 編のシステマティックレビューによれば，積極的理学療法のプログラムは治療介入後 6 ヵ月以内までの慢性腰痛の減少には有効であったが，1 年後など長期的な有用性が論文によって様々であることから，長期介入での有用性は認められなかった[15]．慢性腰痛に対する運動療法の長期有効性をさらに示すためには，統一したプログラムで長期の経過観察が必要である．

4）有害事象と費用対効果

運動療法の有害事象について，全身運動による合併症や有害事象はないとの報告や[16]，有害事象はまれであると報告され[2,9]，運動療法の有害事象を明確に述べている論文はない．ただし対象患者や基礎疾患，運動の内容によっては全身状態悪化や腰痛悪化など有害事象発生のリスクも懸念

され[9]，有害事象を厳密に調査した研究がないのも事実である．今後，慢性腰痛に対する長期運動療法の効果を検証する際には，患者利益の観点から有害事象についても明らかにする必要がある．

　最近注目されている費用対効果に関し，3種の異なる運動療法のRCTでQOL改善効果とQALY（quality adjusted life years：質調整生存年）について述べた研究がある[7]．しかし，運動療法そのものの費用対効果について明らかにした質の高い報告はなく，医療費削減のためにも今後の研究が待たれる．

文献

1) Hayden JA, et al. Meta-analysis: exercise therapy for nonspecific low back pain. Ann Intern Med 2005; **142**: 765.

2) Chou R, et al. Nonpharmacologic therapies for acute and chronic low back pain: a review of the evidence for an American Pain Society/American College of Physicians clinical practice guideline. Ann Intern Med 2007; **147**: 492.

3) Philadelphia Panel evidence-based clinical practice guidelines on selected rehabilitation interventions for low back pain. Phys Ther 2001; **81**: 1641.

4) Marin TJ, et al. Multidisciplinary biopsychosocial rehabilitation for subacute low back pain. Cochrane Database Syst Rev 2017; **6**: CD002193. （検索期間外）

5) Nemcic T, et al. Comparison of the effects of land-based and water-based therapeutic exercises on the range of motion and physical disability in patients with chronic low-back pain: single-blinded randomized study. Acta Clin Croat 2013; **52**: 321.

6) Cuesta-Vargas AI, et al. Exercise, manual therapy, and education with or without high-intensity deep-water running for nonspecific chronic low back pain: a pragmatic randomized controlled trial. Am J Phys Med Rehabil 2011; **90**: 526.

7) Smeets RJ, et al. More is not always better: cost-effectiveness analysis of combined, single behavioral and single physical rehabilitation programs for chronic low back pain. Eur J Pain 2009; **13**: 71.

8) Meng XG, et al. Efficacy of aerobic exercise for treatment of chronic low back pain: a meta-analysis. Am J Phys Med Rehabil 2015; **94**: 358.

9) Chou R, et al. Nonpharmacologic Therapies for Low Back Pain: A Systematic Review for an American College of Physicians Clinical Practice Guideline. Ann Intern Med 2017; **166**: 493. （検索期間外）

10) Kamper Steven J, et al. Multidisciplinary biopsychosocial rehabilitation for chronic low back pain: Cochrane systematic review and meta-analysis. BMJ 2015; **350**: h444.

11) Shirado O, et al. Multicenter randomized controlled trial to evaluate the effect of home-based exercise on patients with chronic low back pain: the Japan low back pain exercise therapy study.. Spine (Phila Pa 1976) 2010; **35**: 811.

12) Chou R, et al. Diagnosis and treatment of low back pain: a joint clinical practice guideline from the American College of Physicians and the American Pain Society. Ann Intern Med 2007; **147**: 478.

13) Kool J, et al. Exercise reduces sick leave in patients with non-acute non-specific low back pain: a meta-analysis. J Rehabil Med 2004; **36**: 49.

14) van Middelkoop M, et al. Exercise therapy for chronic nonspecific low-back pain. Best Pract Res Clin Rheumatol 2010; **24**: 193.

15) Smith C, et al. The treatment effect of exercise programmes for chronic low back pain. J Eval Clin Pract 2010; **16**: 484.

16) Wai EK, et al. Evidence-informed management of chronic low back pain with physical activity, smoking cessation, and weight loss. Spine J 2008; **8**: 195.

Clinical Question 5

腰痛に患者教育と心理行動的アプローチ（認知行動療法）は有用か

推奨			
推奨草案	推奨度	合意率	エビデンスの強さ
●腰痛患者に対して，患者教育と心理行動的アプローチは有用である．	2	90%	C

【作成グループにおける，推奨に関連する価値観や好み】

　本 CQ に対する推奨の作成にあたっては，腰痛患者に対する機能障害の改善，健康関連 QOL の向上，痛みの認知変容，疼痛強度の改善，医療費・人件費の増加を重要視した．

【推奨の強さに影響する要因】

　⦿アウトカム全般に関する全体的なエビデンスが強い

　　■　2：いいえ

　　　説明：患者教育や心理行動的アプローチの治療介入では，医療提供者と患者の盲検化が困難で，ほぼすべての RCT で患者のプラセボ効果や医療提供者のバイアスを排除できていない．さらにアウトカム測定者の盲検化もなされていない可能性が高い．患者教育や認知行動療法などの介入の内容も研究によって異なり，対照群への介入内容（未治療待機，一般的治療など）も統一されていないため，アウトカム全般に関するエビデンスは強いとはいえない．

　⦿益と害とのバランスが確実（コストは含めない）

　　■　2：いいえ

　　　説明：腰痛関連機能障害，健康関連 QOL，および恐怖回避思考は改善傾向を示すものの，統計学的有意差は認められない．腰痛強度の低減では有意差が認められる．有害事象についての報告はない．

　⦿患者の価値観や好み，負担の確実さ

　　■　2：いいえ

　　　説明：価値観や好みに一致性はなく，患者および家族の意向はばらつきが大きいと考えられる．

　⦿正味の利益がコストや資源に十分見合ったものかどうか

　　■　2：いいえ

　　　説明：患者教育や心理行動的アプローチを実施する医療者の人件費が大きい．本邦では，腰痛に対する認知行動療法は現時点では保険適応ではないという問題がある．すなわち，腰痛に対して認知行動療法を実施する医療機関では，人的資源の負担や経費の負担が大きい．コストに見合った利益は得られない可能性が高い．特に，対面式認知行動療法では，個々の患者に時間を要することからコストが大きい．集団式認知行動療法やインターネットを利用した認知行動療法では，コストは低減できるが，対面式と同等の効果が得られるかどうかは不確実である．

【エビデンスの強さ】

　　■　C：効果の推定値に対する確信は限定的である

【推奨の強さ】
■ 2：弱い（行うことを弱く推奨する）

○解説○

　腰痛患者に対して行われている教育の介入方法には，腰痛学級，小冊子（パンフレット），ビデオプログラム，そしてインターネットを介した患者指導などがある．近年，腰痛に対するアプローチでは，患者教育と運動プログラムを中心に多面的な治療を組み合わせた集学的アプローチが主流であり，患者教育単独での効果を評価した質の高い研究はほとんどない．

1）腰痛学級

　特異的腰痛に対する腰痛学級の効果については，Cochrane Collaboration Back Review Group[1]によるシステマティックレビューがある．これは，英国，ドイツ，フランス，オランダで行われたランダム化比較試験（RCT）および MEDLINE，EMBASE で検索された報告を検証したレビューである．このレビューによれば，慢性腰痛に対して，腰痛学級は腰痛の程度や機能向上において他の治療に比べて短期から中期的には効果があった．さらに慢性腰痛を有する労働者に対して職場で腰痛学級を行うことは，仕事への復帰に効果があった．一方，オランダのグループから出されたシステマティックレビュー[2]では，患者教育が腰痛発症を減少させるのに有効であったという証拠はないと結論づけられている．ただし，このレビューで解析された 6 件の RCT について，患者教育の内容や頻度などの介入方法が各研究ごとにばらつきが大きいという問題を指摘している．ノルウェーのグループから出されたシステマティックレビュー[3]では，患者教育は仕事の欠勤に対して効果があった．

2）小冊子やビデオプログラム

　小冊子やビデオを用いた患者教育の効果については 3 件のシステマティックレビューがある[4,5]．ベルギーからのレビューでは[4]，7 件の質の高い研究のうち 3 件で腰痛教育は効果的であるとした．腰痛に関する小冊子は患者の知識を増やし，患者の信念を改善させる．また心理社会的な内容の小冊子のほうが医学的なものより有効であった．一方，小冊子による教育が欠勤数を減少させる効果はなかった．さらにこの論文では，e-mail を用いた議論やビデオプログラムを用いて教育することだけでは腰痛の予防や治療に効果がないとしている．オランダからのレビュー[5]では，慢性腰痛患者に対し活動的な生活をするように，また適切な運動を行うようにアドバイスすることは有効であった．一方，急性腰痛患者に関するアドバイスの効果についてはいまだ明確でないと結論している．ノルウェーからのレビュー[3]では，腰痛冊子やインターネットを介した患者指導は，他の治療と比較して有効性は示されなかった．急性（6 週未満）から亜急性（6〜12 週）の腰痛患者に対するプライマリケアベースでの患者教育に関するオーストラリアからのシステマティックレビューがある[6]．14 編の質の高い研究から，患者教育は通常の治療に比べて患者の安心感を増加させ，医療機関の受診を減少させると結論づけている．以上より，患者教育は限定的ではあるが，腰痛に対して効果が期待できる可能性がある．

3）認知行動療法（cognitive behavioral treatment：CBT）

　腰痛に対する認知行動療法の有効性に関するシステマティックレビューや RCT が多く報告されている．Cochrane によるシステマティックレビューでは[7]，慢性腰痛に対する行動療法は，通常の治療に比べて短期的には痛みの軽減に有効である一方で，中・長期的な痛みの軽減や機能向上は

通常の治療と差はなかった．また，英国からのシステマティックレビューでは[8]，認知行動療法は未治療や他のガイドラインに基づいた積極的な治療と比較して，罹病期間や年齢を問わず，痛み，機能障害，および QOL の長期的な改善をもたらすと結論づけている．

2009 年以降の RCT から腰痛に対する CBT の効果を検討した．重要なアウトカムを①腰痛関連機能障害の改善，②健康関連 QOL（health related quality of life：HRQOL）の向上，③腰痛強度の低減，④痛みの認知改善とした．

①腰痛関連機能障害に対する CBT の効果：Roland Morris Disability Questionnaire を効果指標とした 5 編の RCT[9～13] の統合から，ベースラインからの平均変化は −0.55（95% CI −1.20 ～ 0.10）であり，機能障害は改善傾向であるものの有意差は認めなかった（図 1）．

② HRQOL に対する CBT の効果：SF-36（MOS 36-Item Short-Form Health Survey）を効果指標とした 3 編の RCT[9, 13, 16] の統合から，ベースラインからの平均変化は，身体的側面では 1.70（95% CI −0.88 ～4.29），精神的側面では 4.24（95% CI −2.15 ～10.62）であり，いずれも向上する傾向があるが，有意差は認めなかった（図 2，図 3）．

③腰痛強度に対する CBT の効果：主観的評価尺度を効果指標とした 8 編の RCT[9, 12～18] の統合では，CBT による治療介入後の腰痛強度の変化は −0.67（95% CI −0.88 ～ −0.46）であり，効果量は大きくないものの有意な低減が認められた（図 4）．

④痛みの認知に対する CBT の効果：恐怖回避思考（痛みに対する不安感や恐怖感から活動を過度に回避してしまう）を効果指標とした 3 編の RCT[10, 17, 18] の統合からベースラインからの変化は −3.45（95% CI −7.00 ～ 0.10）であり，改善傾向であるものの有意差は認めなかった（図 5）．

以上から，腰痛に対する CBT では，他の治療（待機を含む）と比べて，腰痛関連機能障害の改善，健康関連 QOL の向上，および恐怖回避思考の変容に効果を示す傾向であるが，有意差は認めない．

Study or Subgroup	CBT Mean	CBT SD	CBT Total	Control Mean	Control SD	Control Total	Weight	Mean Difference IV, Fixed, 95%CI
Pincus 2015	7.3	2.89	26	8.6	2.96	23	15.5%	−1.30[−2.94, 0.34]
Cherkin 2016	6.72	5	112	7.47	4.8	113	25.5%	−0.75[−2.03, 0.53]
Albaladejo 2010	6	7	139	9	8.5	109	10.7%	−3.00[−4.97, −1.03]
Werner2016	3.6	4.2	110	3	3.4	106	40.5%	0.60[−0.42, 1.62]
Carpenter 2012	11.9	5.9	63	12.9	6.9	55	7.7%	−1.00[−3.33, 1.33]
Total (95%CI)			**450**			**406**	**100.0%**	**−0.55[−1.20, 0.10]**

Heterogeneity：Chi²=11.86, df=4 (P=0.02)；I²=66%
Test for overall effect：Z=1.66 (P=0.10)

図 1　腰痛関連機能障害（RDQ）

Study or Subgroup	CBT Mean	CBT SD	CBT Total	Control Mean	Control SD	Control Total	Weight	Mean Difference IV, Random, 95%CI
Paolucci 2012	45	8.8	11	46.3	11.5	11	8.1%	−1.30[−9.86, 7.26]
Cherkin 2016	43.19	8.6	112	42.63	7.6	113	50.6%	0.56[−1.56, 2.68]
Albaladejo 2010	39.2	12.8	139	35.5	9.2	109	41.2%	3.70[0.96, 6.44]
Total (95%CI)			**262**			**233**	**100.0%**	**1.70[−0.88, 4.29]**

Heterogeneity：Tau²=2.26, Chi²=3.62, df=2 (P=0.16)；I²=45%
Test for overall effect：Z=1.29 (P=0.20)

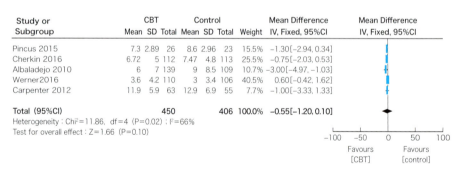

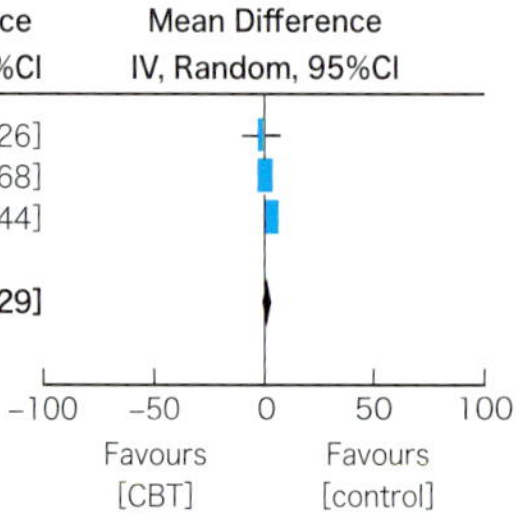

図 2　健康関連 QOL（SF-PCS：身体）

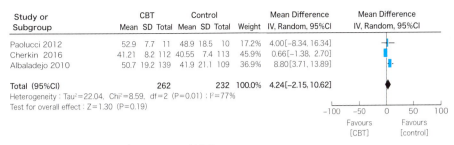

図3 健康関連QOL（SF-PCS：精神）

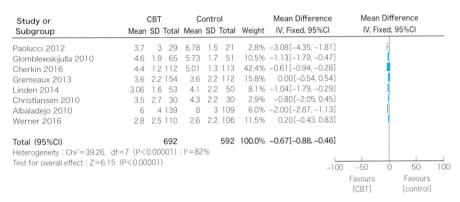

図4 腰痛強度

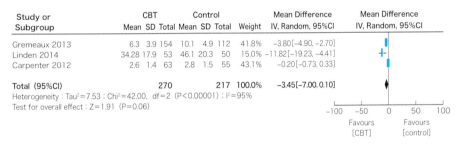

図5 恐怖回避思考

　一方，腰痛強度の低減では有意差が認められた．ただし，効果量についても大きいとはいえず，臨床的に意義のある最小差（minimally important clinical difference：MICD）を超えるものではない．正味の益は大きくないが，有害事象の報告はないことから，その分，益と害のバランスとしては有利である．

　患者教育や心理行動的アプローチの治療介入では，ほぼすべてのRCTで患者のプラセボ効果や医療提供者のバイアスを排除できない．さらにアウトカム測定者の盲検化も明確化されていない．患者教育や認知行動療法などの介入の内容も異なり，対照群の治療内容（未治療待機，一般的治療など）も統一されていないため，アウトカム全般に関するエビデンスは強いとはいえない．そして，価値観や好みに一致性はなく，患者および家族の意向もばらつきが大きいと考えられる．

　費用対効果の報告は少ない．英国のプライマリケアにおける難治性の亜急性または慢性腰痛に対

する集団的認知行動療法の費用対効果のRCT[19]では，費用対効果について肯定的である．一方，ノルウェーの亜急性または慢性腰痛に対する対面式患者教育の費用対効果のRCT[20]では，費用対効果については肯定的ではない．すなわち，文化の違い，医療保険システム，および介入方法によって費用対効果が大きく異なる可能性がある．

　本邦において腰痛に対する認知行動療法は現時点では保険適応ではないという問題がある．腰痛に対して認知行動療法を実施する場合には，医療者の人的資源やコストの負担が少なくない．現在，保険収載に向けて取り組みが進められている段階であり，今後の保険収載が望まれる．

　プライマリケアにおいて，患者教育や認知行動療法単独で腰痛への介入を行うことは日本の現状には合致しておらず，集学的アプローチのひとつの手段として他の治療と組み合わせて実施することは有効である可能性がある．特に，あらゆる治療に抵抗性で，遷延化した難治性の慢性腰痛に対しては，試みられるべきアプローチであろう．

<委員会での投票結果>
・対象：委員10名（COI該当なし，棄権した委員なし）
　「2．行うことを弱く推奨する」9名
　「3．行わないことを弱く推奨する」1名
・結果：「2．行うことを弱く推奨する」に決定した．
　「3．行わないことを弱く推奨する」の意見が出た理由としては，プライマリケアを想定した場合，認知行動療法の治療介入は日本の現状では人的資源の問題，保険未収載などの問題が大きいことが指摘された．

文献

1) Heymans MW, et al. Back schools for nonspecific low back pain: a systematic review within the framework of the Cochrane Collaboration Back Review Group. Spine (Phila Pa 1976) 2005; **30**: 2153.

2) van Poppel MN, et al. An update of a systematic review of controlled clinical trials on the primary prevention of back pain at the workplace. Occup Med (Lond) 2004; **54**: 345.

3) Brox JI, et al. Evidence-informed management of chronic low back pain with back schools, brief education, and fear-avoidance training. Spine J 2008; **8**: 28.

4) Henrotin YE, et al. Information and low back pain management: a systematic review. Spine (Phila Pa 1976) 2006; **31**: 326.

5) Liddle SD, et al. Advice for the management of low back pain: a systematic review of randomised controlled trials. Man Ther 2007; **12**: 310.

6) Traeger AC, et al. Effect of Primary Care-Based Education on Reassurance in Patients With Acute Low Back Pain: Systematic Review and Meta-analysis. JAMA Intern Med 2015; **175**: 733.

7) Henschke N, et al. Behavioural treatment for chronic low-back pain. Cochrane Database Syst Rev 2010; (7): CD002014.

8) Richmond H, et al. The Effectiveness of Cognitive Behavioural Treatment for Non-Specific Low Back Pain: A Systematic Review and Meta-Analysis. PLoS One 2015; **10**: e0134192.

9) Albaladejo C, et al. The efficacy of a short education program and a short physiotherapy program for treating low back pain in primary care: a cluster randomized trial. Spine (Phila Pa 1976) 2010; **35**: 483.

10) Carpenter KM, et al. An online self-help CBT intervention for chronic lower back pain. Clin J Pain 2012; **28**: 14.

11) Pincus T, et al. Delivering an Optimised Behavioural Intervention (OBI) to people with low back pain with high psychological risk; results and lessons learnt from a feasibility randomised controlled trial of Contextual Cognitive Behavioural Therapy (CCBT) vs. Physiotherapy. BMC Musculoskelet Disord 2015; **16**: 147.

12) Werner EL, et al. Cognitive Patient Education for Low Back Pain in Primary Care: A Cluster Randomized Controlled Trial and Cost-Effectiveness Analysis. Spine (Phila Pa 1976) 2016; **41**: 455.

13) Cherkin DC, et al. Effect of Mindfulness-Based Stress Reduction vs Cognitive Behavioral Therapy or Usual Care on Back Pain and Functional Limitations in Adults With Chronic Low Back Pain: A Randomized Clinical Trial. JAMA 2016; **315**: 1240.

14) Glombiewski JA, et al. Two psychological interventions are effective in severely disabled, chronic back pain patients: a randomised controlled trial. Int J Behav Med 2010; **17**: 97.

15) Christiansen S, et al. A short goal-pursuit intervention to improve physical capacity: a randomized clinical trial in chronic back pain patients. Pain 2010; **149**: 444.

16) Paolucci T, et al. Psychological features and outcomes of the Back School treatment in patients with chronic non-specific low back pain. A randomized controlled study. Eur J Phys Rehabil Med 2012; **48**: 245.

17) Gremeaux V, et al. Evaluation of the benefits of low back pain patients' education workshops during spa therapy. Joint Bone Spine 2013; **80**: 82.

18) Linden M, et al. Randomized controlled trial on the effectiveness of cognitive behavior group therapy in chronic back pain patients. J Back Musculoskelet Rehabil 2014; **27**: 563.

19) Lamb SE, et al. Group cognitive behavioural treatment for low-back pain in primary care: a randomised controlled trial and cost-effectiveness analysis. Lancet 2010; **375**(9718): 916.

20) Werner EL, et al. Cognitive Patient Education for Low Back Pain in Primary Care: A Cluster Randomized Controlled Trial and Cost-Effectiveness Analysis. Spine (Phila Pa 1976) 2016; **41**: 455-462

Clinical Question 6

腰痛にインターベンション治療（神経ブロック，注射療法，脊髄刺激療法など）は有用か

推奨			
推奨草案	推奨度	合意率	エビデンスの強さ
［硬膜外ブロック，神経根ブロック］ ●腰痛患者に対する硬膜外ブロックは短期・中期的な鎮痛および ADL 改善効果をもたらす点で有用である． ●神経根性疼痛に対して経椎弓間腰椎硬膜外ブロックおよび神経根ブロックは短期的効果がある． ●ステロイド添加が有意な鎮痛効果をもたらすというエビデンスは乏しい．	2	100%	C
［注射療法］ ●椎間板内注射は短期・中期的な鎮痛および ADL 改善効果をもたらす点で有用である． ●腰痛治療において椎間関節注射および脊髄神経後枝内側枝ブロック・経皮的椎間関節枝ブロックは短期的および長期的鎮痛および ADL スコア改善に有効である可能性がある．しかし，ステロイド添加による有意な効果の増強は認められない．	2	70%	C

【作成グループにおける，推奨に関連する価値観や好み】

　本 CQ に対する推奨の作成にあたっては，委員会にて検討したアウトカムのうちエビデンスについて検討可能な，治療における薬剤添加・調整による鎮痛効果の有無やコスト・経済性などを中心に検討した．ただし手技・方法の種類が多岐にわたるため個々のエビデンスは限定的であることから，各々の手技に対する検討は必ずしも十分ではない．また，委員会におけるアウトカム設定時点では復職などの ADL 向上に係わる項目の評価も提案されたが，これについては明確に定義し検討している文献はなかった．ただし ADL スコア(ODI)による検討は行われていることが多いため，この点を代替として評価可能と思われる．

　注射療法については，複数の手技に関する報告がなされていたものの，トリガーポイント注射については RCT などの臨床研究を行った報告はほとんどないことから，ガイドラインでの推奨としてはエビデンスが弱く，委員会においては積極的な推奨はできないものと判断した．

【推奨の強さに影響する要因】

　　◉アウトカム全般に関する全体的なエビデンスが強い

　　　■　2：いいえ

　　　説明：抽出された論文は複数のインターベンションにわたるが，手技が多岐にわたるため単一の手技ごとのエビデンスは分散されており数も少ないため判断は困難である．初版の記述を基に検討することである程度はカバーできると思われる．

　　◉益と害とのバランスが確実（コストは含めない）

　　　■　1：はい

説明：鎮痛および ADL の向上という点ではほとんどの報告で短期および中期に及ぶ有効性
　　　が報告されており有益と思われる．抽出文献中では有害事象として強い報告はなく，
　　　基本的に有用と考えられる．

◉患者の価値観や好み，負担の確実さ
　■　1：はい
　説明：インターベンション治療は侵襲的な治療ではあるものの，手術に比較するとその侵襲
　　　は小さく，また鎮痛および ADL の向上という点ではほとんどの報告で短期および中
　　　期に及ぶ有効性が報告されているため，特に慢性腰痛患者においてはある程度の確実
　　　性が期待される．

◉正味の利益がコストや資源に十分見合ったものかどうか
　■　1：はい
　説明：急性腰痛患者における硬膜外ブロック注射は有意に外来滞在時間を短縮し，入院症例
　　　を減らすという報告がある．一方，治療の手技料や薬剤単価はやや高額である場合
　　　もあるが，それによる治療効果と復職などの社会的価値についてはやや不明な点もあ
　　　り，入院患者の場合は入院期間延長による経費や介護費用などの増額も不明確である．
　　　SCS（脊髄刺激療法）は高額であるが，再手術よりはコストを抑制するなどの報告もあ
　　　るなど，手技によるものの正味の利益はコストや資源には見合うと考えられる．

【エビデンスの強さ】
　■　C：効果の推定値に対する確信は限定的である

【推奨の強さ】
　■　2：弱い（行うことを弱く推奨する）

○解説○

　腰痛が 1 ヵ月以上持続する患者を対象とした神経ブロック・注射療法（椎間関節注射，硬膜外注射，
あるいは局所注射）および SCS（脊髄刺激療法）を対象とした文献を中心に検索した．今回抽出され
た総論文数は 23 編（RCT 9 編，システマティックレビュー 8 編，前向き研究 4 編，後ろ向き研究 2 編）
である．一方で抽出された論文をさらに手技ごとに細分化していくと各手技についての論文数は低
下するため，出版バイアスの存在の可能性は否定できない．

　慢性腰痛に対するブロック治療および注射治療について総合的に評価した 1998 年までのシステ
マティックレビュー[1] では 21 編の RCT（うち 11 編はプラセボ注射との比較）が抽出された．神経
ブロック・注射療法においては基本的に一定の効果があるとする報告が多い．一方，今回のガイド
ライン改訂にあたって行われた文献抽出においては，ステロイド添加の有無がアウトカムに影響を
及ぼすか否かに関する報告が多かった．以下では，神経組織に直接薬剤投与する手技を「神経ブロッ
ク」，神経組織に直接投与しないものを「注射」として区別し記述する．

1）神経ブロック

a．硬膜外ブロック

①仙骨硬膜外ブロック

　初版において仙骨硬膜外ステロイド注射は，慢性腰痛患者において短期的疼痛軽減に高いエビデ
ンスがある一方，長期的疼痛軽減には中等度のエビデンスがあると結論づけられた．今回の改訂に
あたって行われた文献抽出では RCT は 2 編，システマティックレビューは 2 編検索され，それぞ
れ慢性腰痛疾患への効果とステロイド添加の影響について報告している．慢性腰痛患者に対する仙

骨硬膜外ブロックの効果について18編のRCTおよび20編の観察研究に基づくシステマティックレビュー[2]によると，仙骨硬膜外ブロックは腰下肢痛の有無にかかわらず椎間板ヘルニアおよび椎間板性腰痛の患者における短期（6ヵ月未満）および長期（6ヵ月以上）の慢性疼痛改善にエビデンスがあり，椎弓切除後および腰部脊柱管狭窄症患者においてはそれより若干弱いものの疼痛改善のエビデンスがある．これにより，仙骨硬膜外ブロックは腰痛に対して短期および長期のいずれも一定の効果を持っていると判断される．

今回の2編のRCTはいずれもステロイドの有無が鎮痛効果およびADLにもたらす影響について着目したものであった[3,4]．前者はnumeric pain rating scale（NRS）およびOswestry Disability Index（ODI），後者はODIをアウトカムとして評価している．比較対象（control）が両者で異なること，また文献数が十分ではないために痛みの強度について両文献に基づく直接的なメタアナリシスの実施は困難であるが，NRSによる評価を行った前者の報告では，50％のNRS改善を認めた腰痛患者を評価したところ最終観察時（24ヵ月後）の鎮痛効果についてステロイド添加による両群間での有意差はなかった．また，施行後3，6，および12ヵ月でも同様の結果であり，やはりステロイド添加の優位性はみられなかった．

仙骨硬膜外ブロックにおけるステロイドの投与効果については，11編のRCTと5編の観察研究に基づき行われたシステマティックレビュー[5]ではステロイド添加の有無と鎮痛効果に関するメタアナリシスを行っているが，局所麻酔薬のみでステロイド添加群とほぼ同様かつ有意差のない短期および長期の鎮痛効果が発揮されることが示され，今回の解析とほぼ同様の結論を導いている．

一方でODIによる評価については，両文献で評価時期が異なる（文献3：3，6，12，24ヵ月，文献4：1週，1，6，12ヵ月）が，前者のタイムポイントとなる3および24ヵ月の評価ではステロイド添加が優位な傾向を示すも有意差はなかった．一方で共通のタイムポイントである6および12ヵ月後でメタアナリシスを行った結果，ステロイド添加は優位な鎮痛をもたらす傾向はあるものの有意差はなかった（図1，図2）．

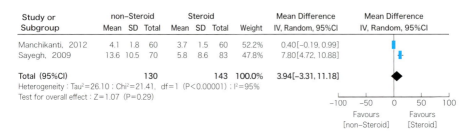

図1　6ヵ月後のODI変化（仙骨硬膜外ブロックにおけるステロイド添加の有無による）

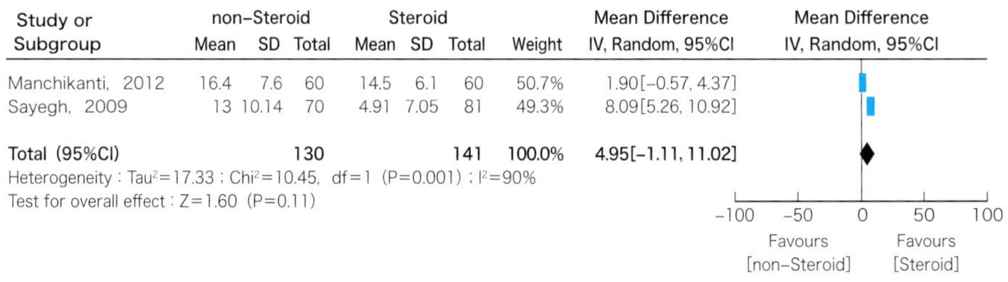

図2　12ヵ月後のODI変化（仙骨硬膜外ブロックにおけるステロイド添加の有無による）

②経椎弓間硬膜外ブロック

ガイドライン初版では経椎弓間硬膜外ステロイド注射のエビデンスは不確定であるとされた. 2008 年の硬膜外ステロイド注射に関するレビュー[6] によると硬膜外ステロイド注射に関する RCT は研究の質が高くはなく, 結論は導き出せない. 今回の改訂にあたり新たな RCT 文献は抽出されなかったが, 各々 6 編の RCT からなる 2 編のシステマティックレビュー[7,8] がある. 前者では下肢痛を呈する慢性腰痛患者に対する経椎弓間腰椎硬膜外注射の効果について, 短期では中等度の鎮痛効果があると報告している. 後者では下肢痛の有無にかかわらず, 脊柱管狭窄に伴う慢性腰痛には経椎弓間腰椎硬膜外注射は有効であると結論づけているが, ステロイドの添加は局所麻酔薬のみの場合に比し鎮痛効果やオピオイド使用量, ODI などに有意差はなかったと結論づけている.

このように経椎弓間腰椎硬膜外注射については種々のシステマティックレビューを通じて一定の有効性が報告されている. 救急外来を受診した重度の腰痛患者 63 例の診療録を用いた後ろ向き観察研究[9] によれば, 救急外来における経椎弓間腰椎硬膜外注射は十分な鎮痛が得られ, 救急外来滞在時間を短縮し帰宅させることに寄与し有意に医療コストを削減した. 当研究は後ろ向き観察研究ではあるものの, 同趣旨での前向き研究は現実の臨床では困難であり, また各種システマティックレビューによる経椎弓間腰椎硬膜外注射の鎮痛効果を前提とするならばガイドライン策定においては有意義である.

b. 神経根ブロック

初版では 2006 年までのシステマティックレビュー[10] と 2007 年に発表されたガイドライン[11] を参照し, 神経根性痛に対しては経椎弓間腰椎硬膜外注射, および腰椎の経椎間孔硬膜外注射(神経根ブロック)の短期間効果には高いエビデンスがあったと報告した一方, 長期的効果については前者は限定的, 後者は中等度のエビデンスであった. 神経根ブロックについて, 今回の論文抽出では新たな RCT およびシステマティックレビューは抽出されなかった.

＜委員会での投票結果＞
・対象: 出席委員 10 名（COI 該当なし, 棄権した委員なし）
　「2. 行うことを弱く推奨する」10 名
・結果:「2. 行うことを弱く推奨する」に決定した.

2）注射療法

a. 関節注射（椎間関節, 仙腸関節）

椎間関節由来の腰痛に対して, 治療効果に対する RCT 2 編, システマティックレビュー 1 編, 介入研究 1 編が抽出された.

6 編の RCT に基づき鎮痛効果にかかわるメタアナリシスを行ったシステマティックレビューによれば質の高い RCT はほとんどなく, したがって椎間関節注射の有用性を明言するにはエビデンスが不足していると結論づけられた[12].

2 編の RCT について, 1 編は椎間関節注射におけるステロイド添加がもたらす効果について報告し[13], 残る 1 編は椎間関節内注射とラジオ波焼灼による脱神経化の治療効果を比較したものであり[14], 治療体系が異なるためこれら 2 編の同列でのメタアナリシスは困難である. 前者の RCT ではステロイドの添加の有無にかかわらず鎮痛効果およびオピオイド使用量, および ODI の改善効果は同等であり, 硬膜外ブロックの場合と同様にステロイド添加に伴う有意な臨床アウトカムの改善は認められなかった. 後者の RCT では最終的に 52 例を対象として比較を行った結果, 治療手技の違いにかかわらず短期および中期の鎮痛効果や持続時間に有意差はなく, いずれも同等の治療効果を持つと報告された. 急性腰痛症 610 例(うち椎間関節症 126 例)に対して椎間関節下関節枝ブロッ

クを行った前向き介入研究によると，72.6％の症例で有意な疼痛改善が得られた[15]．しかしながらこの手技は非透視下にて行われ，かつシングルアームでの研究であることなどからエビデンスは高くない．当該文献でも，本治療の有効性を述べるにはエビデンスが不足している点を問題点のひとつと自認し改善点としてあげている．

本ガイドライン初版では局所注射や仙腸関節内注射のエビデンスは短期的および長期的にも限定的であるとされ，今回の改訂にあたって行われた文献検索でもこれを覆す文献は抽出されなかった．このため，これらの手技については本版でも同様の認識とする．

b. 椎間板内注射

椎間板性疼痛の診断には椎間板造影による疼痛の惹起と局所麻酔薬注入による疼痛改善が有用であると報告されている（Background Question 8 参照）．診断後の治療には変性椎間板局所への薬剤投与が有効であると報告され，椎間板内注射に関して抽出されたRCT[16]においては，診断的椎間板造影により診断された椎間板性腰痛患者120例を終板変性の型（Modic type Ⅰ，Ⅱ）に応じて60例ずつの2群に分け，さらに各々を生理食塩水もしくはステロイド（diprospan），およびdiprospanとsongmeile（漢方抽出成分で抗炎症作用を持つ）を投与した3群に分類した．うち，songmeileは本邦では代替薬剤は存在しないため結果からは割愛する．腰痛発生に関与すると報告されるModic typeⅠの症例に着目してメタアナリシスを行うことで生理食塩水群およびdiprospan使用群の比較にてステロイドの効果を客観的に評価した結果，施行後3および6ヵ月のいずれでも疼痛に関するvisual analogue scale（VAS）はdiprospan投与にて有意な改善を認めた．これはModic typeⅡにおいても同様であった．

ODIで評価した場合，施行後ODIが有意にステロイド投与群で上昇していた．したがって，本結果からは椎間板性腰痛に対するステロイド投与は鎮痛効果および有意なADL改善効果を持つ可能性があると結論づけられるが，文献数が少なく出版・選択バイアスの可能性も踏まえると高いエビデンスとしては捉えにくい．このことは，椎間板造影にて疼痛再現を得て診断にいたった120例を60例ずつの2群に分け，椎間板内に無作為にステロイドあるいは生理食塩水を注入し，12ヵ月後のVASとODIを評価したRCTでは両群間に有意差はなく，椎間板内へのステロイド注射の効果は証明されていないと報告された[17]ことにも現れている．その他，椎間板内注射に関するRCTとして変性椎間板内での産生が報告されているTNF-αやIL-6といった炎症性サイトカインに対する阻害薬（抗TNF-α阻害薬エタネルセプト，および抗IL-6受容体抗体トシリズマブ）を投与し鎮痛効果を報告した2編の研究が抽出された[18,19]ものの，保険適応ではない（off label）使用であるため積極的な推奨の導出には不適である．

また，下位腰椎を中心とする腰椎椎間板は解剖学的に直近の脊髄神経のほか，交感神経幹を介してL2脊髄神経を優位とする上位腰椎の脊髄神経に支配されていることから，L2神経根ブロックの椎間板性腰痛への応用が報告されている．椎間板性腰痛68例を2群に分け，L2神経根ブロックもしくはL4/L5神経根ブロックを行った研究では，前者の効果期間は平均13日と，後者の8日間を上回っていた[20]．また，今回抽出された前向き介入試験の結果，L2神経根への経皮的ラジオ波パルス療法は慢性の椎間板性腰痛を改善する効果があった[21]．

＜委員会での投票結果＞
・対象：出席委員10名（COI該当なし，棄権した委員なし）
「2．行うことを弱く推奨する」 7名
「3．行わないことを弱く推奨する」 3名

3．に投票した委員の意見として，椎間板ブロックや関節枝ブロックの治療法はエビデンスが明らかであるが，トリガーポイント注射のエビデンスは明らかではなく，「2．行うことを弱く推奨す

る」に投票すればトリガーポイント注射を弱いながらも積極的に推奨することになってしまうと指摘された.

3) その他

　ここでは脊髄刺激療法や脱神経療法など，実施のエビデンスにはいまだ乏しいものの，日常診療で行われつつある治療について文献的に述べる．本項に対する推奨の強さをはじめとする委員会での投票は，必要なエビデンスが確保されなかったことから実施されていない．

a. 脊髄刺激療法（spinal cord stimulation：SCS）

　慢性腰痛治療における SCS 関連の文献は RCT プロトコールが 1 編，RCT1 編，システマティックレビュー 1 編，後ろ向き介入研究が 2 編で，いずれも腰椎術後の遺残腰痛（failed back surgery syndrome：FBSS）症例に対する SCS の効果について検証したものであった．RCT プロトコール[22]は FBSS による慢性腰痛患者に対する SCS と再手術の治療効果の検証を目的としたものである．FBSS 100 例による RCT では，保存的治療を行った 15 例に対し SCS を実施した 72 例において施術後 6 ヵ月での鎮痛効果，QOL スコアが有意に優れていた．この効果は 24 ヵ月持続したものの，36〜40％の患者は起立や重量物挙上，痛みに関連する QOL スコアは他の項目と比し術後と比較して低下していた[23]．同様に FBSS 108 例における手術的治療と SCS の治療効果を検討した後ろ向き介入研究では，再手術に伴う医療コストや入院期間等の点において SCS が優れていた[24]．しかし実際に SCS 治療を受けている FBSS 症例は 2.4％と少なく，一定の有用性はあるものの一般的な治療とはいいがたいのが現状であるとも結論づけている．エビデンスも不十分であり，現状では治療の積極的な第一選択肢というよりは FBSS 症例に対する選択肢のひとつとして扱われるのが現実的なところであろう．

　SCS の治療効果について行われたレビュー[25]では，11 編の RCT に基づきプライマリアウトカムを鎮痛効果，セカンダリアウトカムを機能，精神状態，復職，オピオイド投与量として文献調査を行った結果，プライマリおよびセカンダリアウトカムのいずれの項目でも SCS が優れており，安全性の面でも優位であるとした．本研究ではメタアナリシスは行われておらず，エビデンスレベルとしては欠けるが SCS の FBSS 患者に対する効果を述べたレビューとしては参考になる．

b. 脱神経療法

　椎間関節由来慢性腰痛に対するラジオ波焼灼脱神経化について，7 編の RCT に基づくシステマティックレビューが 1 編抽出された[26]．これによると脱神経化がプラセボ群と比し有意な鎮痛効果を示した．また，ステロイド注射と比較した場合もメタアナリシスにおいて有意な鎮痛効果を示した．このことから，ラジオ波焼灼による脱神経化が椎間関節由来の慢性腰痛においては有効であり，ステロイド注射よりも効果があることが示された．

c. 末梢神経刺激（peripheral nerve field stimulation：PNFS）

　疼痛部位直近の皮下に電極を設置し，効果の確認後に SCS と同様に刺激器を皮下に埋め込む PNFS について，118 例の慢性腰痛症例を対象とした 11 施設による前向き実施研究によると，全例で疼痛および ADL スコアは改善し，NSAIDs やオピオイド製剤などの鎮痛薬処方量も有意に低下したと報告している[27]．TENS（経皮的電気神経刺激療法）と比較して疼痛範囲を被覆しやすいことから，PNFS は SCS と並び有効なインターベンション治療のひとつとなりうる．

文献

1) Nelemans PJ, et al. Injection therapy for subacute and chronic benign low back pain. Spine (Phila Pa 1976) 2001; **26**: 501.

2) Conn A, et al. Systematic review of caudal epidural injections in the management of chronic low back pain. Pain Physician 2009; **12**: 109.

3) Manchikanti L, et al. Fluoroscopic caudal epidural injections in managing chronic axial low back pain without disc herniation, radiculitis, or facet joint pain. J Pain Res 2012; **5**: 381.

4) Sayegh FE, et al. Efficacy of steroid and nonsteroid caudal epidural injections for low back pain and sciatica: a prospective, randomized, double-blind clinical trial. Spine (Phila Pa 1976) 2009; **34**: 1441.

5) Parr AT, et al. Caudal epidural injections in the management of chronic low back pain: a systematic appraisal of the literature. Pain Physician 2012; **15**: 159.

6) DePalma MJ, et al. Evidence-informed management of chronic low back pain with epidural steroid injections. Spine J 2008; **8**: 45.

7) Benoist M, et al. Epidural steroid injections in the management of low-back pain with radiculopathy: an update of their efficacy and safety. Eur Spine J 2012; **21**: 204.

8) Meng H, et al. Epidural injections with or without steroids in managing chronic low back pain secondary to lumbar spinal stenosis: a meta-analysis of 13 randomized controlled trials. Drug Des Devel Ther 2015; **9**: 4657.

9) Miller T, et al. Patients with refractory back pain treated in the emergency department: is immediate interlaminar epidural steroid injection superior to hospital admission and standard medical pain management?. Pain Physician 2015; **18**: 171.

10) Abdi S, et al. Epidural steroids in the management of chronic spinal pain: a systematic review. Pain Physician 2007; **10**: 185.

11) Boswell MV, et al. Interventional techniques: evidence-based practice guidelines in the management of chronic spinal pain. Pain Physician 2007; **10**: 7.

12) Vekaria R, et al. Intra-articular facet joint injections for low back pain: a systematic review. Eur Spine J 2016; **25**: 1266.

13) Lakemeier S, et al. A comparison of intraarticular lumbar facet joint steroid injections and lumbar facet joint radiofrequency denervation in the treatment of low back pain: a randomized, controlled, double-blind trial. Anesth Analg 2013; **117**: 228.

14) Manchikanti L, et al. Evaluation of lumbar facet joint nerve blocks in managing chronic low back pain: a randomized, double-blind, controlled trial with a 2-year follow-up. Int J Med Sci 2010; **7**: 124.

15) 三笠元彦. 急性腰痛症に対する椎間関節下関節枝ブロックの有効性について. 日臨整誌 2011; **36**: 117.

16) Cao P, et al. Intradiscal injection therapy for degenerative chronic discogenic low back pain with end plate Modic changes. Spine J 2011; **11**: 100.

17) Khot A, et al. The use of intradiscal steroid therapy for lumbar spinal discogenic pain: a randomized controlled trial. Spine (Phila Pa 1976) 2004; **29**: 833.

18) Sainoh T, et al. Single intradiscal administration of the tumor necrosis factor-alpha inhibitor, etanercept, for patients with discogenic low back pain. Pain Med 2016; **17**: 40.

19) Sainoh T, et al. Single intradiscal injection of the interleukin-6 receptor antibody tocilizumab provides short-term relief of discogenic low back pain; prospective comparative cohort study. J Orthop Sci 2016; **21**: 2.

20) 大鳥精司ほか.【腰痛に対する各種保存治療 私はこうしている ブロック療法】腰痛に対する各種保存療法 L2ルートブロック. 日本腰痛学会雑誌 2006; **12**: 55.

21) Tsou HK, et al. Percutaneous pulsed radiofrequency applied to the L-2 dorsal root ganglion for treatment of chronic low-back pain: 3-year experience. J Neurosurg Spine 2010; **12**: 190.

22) North RB, et al. Spinal cord stimulation versus re-operation in patients with failed back surgery syndrome: an international multicenter randomized controlled trial (EVIDENCE study). Neuromodulation 2011; **14**: 330.

23) Eldabe S, et al. An analysis of the components of pain, function, and health-related quality of life in patients with failed back surgery syndrome treated with spinal cord stimulation or conventional medical management. Neuromodulation 2010; **13**: 201.

24) Lad SP, et al. Utilization of spinal cord stimulation in patients with failed back surgery syndrome. Spine (Phila Pa 1976) 2014; **39**: 719.

25) Frey ME, et al. Spinal cord stimulation for patients with failed back surgery syndrome: a systematic review. Pain Physician 2009; **12**: 379.

26) Poetscher AW, et al. Radiofrequency denervation for facet joint low back pain: a systematic review. Spine (Phila Pa 1976) 2014; **39**: 842.

27) Kloimstein H, et al. Peripheral nerve field stimulation (PNFS) in chronic low back pain: a prospective multicenter study. Neuromodulation 2014; **17**: 180.

Clinical Question 7

腰痛に手術療法（脊椎固定術）は有用か

推奨			
推奨草案	推奨度	合意率	エビデンスの強さ
●腰痛の原因が椎間板障害であると判明している場合は脊椎固定術が疼痛の軽減に有用となる可能性がある．しかし，手術適応は厳密に検討する必要がある． ●慢性腰痛に対する脊椎固定術の疼痛軽減効果は認知行動療法や運動療法などの非手術治療と同等である．	2	88.9%	B

【作成グループにおける，推奨に関連する価値観や好み】
　本 CQ に対する推奨の作成にあたっては，疼痛軽減，合併症，コストを重要視した．

【推奨の強さに影響する要因】
　◉アウトカム全般に関する全体的なエビデンスが強い
　　■　2：いいえ
　　　説明：椎間板障害が腰痛の原因であると判明している場合に限れば，脊椎固定術は有効である．ただし，合併症のリスクを考慮すれば必ずしも固定術が推奨できるわけではない．
　◉益と害とのバランスが確実（コストは含めない）
　　■　2：いいえ
　　　説明：固定術は腰痛 Oswestry Disability Index（ODI）を改善させるが，合併症のリスクがある．一方，認知行動療法や運動療法などの非手術治療でも同程度の ODI 改善が期待できる．
　◉患者の価値観や好み，負担の確実さ
　　■　2：いいえ
　　　説明：患者および家族の意向は大きくばらつくと思われる．
　◉正味の利益がコストや資源に十分見合ったものかどうか
　　■　2：いいえ
　　　説明：認知行動療法や運動療法などの非手術治療のほうが脊椎固定術よりも費用対効果が優れている．

【エビデンスの強さ】
　　■　B：効果の推定値に中程度の確信がある

【推奨の強さ】
　　■　2：弱い（行うことを弱く推奨する）

＜委員会での投票結果＞
　・対象：出席委員9名（COI 該当なし，棄権した委員なし）
　　「2．行うことを弱く推奨する」7名
　　「3．行わないことを弱く推奨する」2名
　・結果：「2．行うことを弱く推奨する」に決定した．

○解説○

1) 腰痛軽減

　3編のメタアナリシス[1〜3]で腰痛評価にOswestry Disability Index（ODI）が用いられており，脊椎固定術群も非手術群も治療後にはいずれもODIは減少し，有意差はなかった．しかし，メタアナリシスのなかには症例がダブルカウントされているものがあり，またメタアナリシス間でもその元となる文献が一部重複していた．そこで，独立した6編のRCTを元に新たにメタアナリシスを行った（図1）．

　図1によると6編のRCT[4〜9]のうち2編[4,9]では脊椎固定術の優位性が示されているが，全体としてはODIに関して両群間に優劣をつけることはできなかった．脊椎固定術の優位性を示した1編[4]は「必要であれば椎間板造影，外固定，椎間関節ブロック，コルセットを駆使」してその治療対象を絞っており，もう1編[9]はその治療対象をさらに厳密に「椎間板造影で疼痛が誘発され，麻酔薬による椎間板ブロックで疼痛の消失が得られた患者だけ」を選んで比較している．いずれも腰痛が椎間板障害に起因するものに限局している場合の比較研究であることが他の4編のRCTとは異なる．本CQの文献検索ではメタアナリシスやRCT以外にも3編のシステマティックレビュー[10〜12]が抽出されたが，そのいずれも手術に対して肯定的な立場をとっている．腰痛に対して脊椎固定術が有用であるか否かを論じることは，非特異的腰痛の病態が必ずしも明らかでないため難しい（腰痛診療ガイドライン2012年版）．しかし，腰痛の病態が椎間板障害と判明しているなら脊椎固定術もその疼痛軽減の治療法として考慮されてよい可能性がある．なお，6編のRCTのうち3編[5,6,8]はいずれもノルウェーの同一グループからの報告であり，画像評価により椎間板変性を認めたものを対象としていた．

　治療対象のみならず，固定術の方法，非手術的治療の方法も統一されているわけではないので，さらに質の高いエビデンスを得るには，治療対象を同一とし，特定の固定術と体系化された理学療法（リハビリテーション）を前向きに比較する必要がある．

2) 合併症

　合併症については2編のメタアナリシスで述べられていた．1つのメタアナリシス[2]では合併症は両群間で明らかな有意差をもって固定群に多く，感染，血栓症，椎弓根スクリューによる神経圧迫，大量出血などが含まれていた．もう1編のメタアナリシス[3]でも合併症は固定群にのみ9〜18%にみられ，最も多いのは創部感染と出血であった．

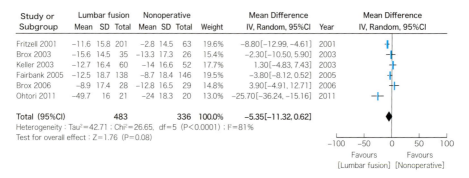

図1　ODIの変化

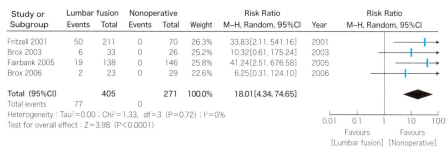

図2 合併症発生頻度の比較

　腰痛軽減の項と同様の理由で，合併症について論じている4編のRCTをもとに新たにメタアナリシスを行った(図2).

　すべてのRCTで合併症は脊椎固定群にのみ認められ，メタアナリシスでも脊椎固定群で有意に頻度が高かった．合計では405例中77例(19.0%)であった．固定術の方法はRCTにより様々であり，さらに質の高い数値を求めるのであれば，固定方法ごとの合併症調査が必要である．

3) コスト

　コストに関しては今回の文献検索では十分な情報が得られなかったため，初版作成の際に用いられた文献2編[13,14]を参考とした．

　スウェーデンからのRCT[13]は慢性腰痛患者294例に対し2年間の追跡調査を行った多施設研究である．費やされた医療費(direct cost)と生産消失にかかわる費用(indirect cost)が計算された．societal total costは両者の合計として定義された．その結果，治療効果は手術群のほうが有意に高く，societal total costは手術群のほうが有意に高かった．すなわち，コストはかかるが治療効果も高いのが手術群であるという結論である．また，英国からのRCT[14]では349例の患者を対象とした2年間の追跡調査が行われ，集中的なリハビリテーションのほうが脊椎固定術よりも費用対効果が優れていることが示された．ただし，リハビリテーションに割り当てられた173例のうち38例は期間中に手術を必要としていた．固定術群では長期的に隣接椎間障害による再手術のリスクがあるが，非手術群でも2年以降に固定術を受ける患者が更に増加する可能性がある．

　疼痛軽減効果が同等であるとするなら手術群でコストが高いのは明白であるので，脊椎固定術は認知行動療法や運動療法などの非手術治療に比べ費用対効果に劣る．

　なお，復職率はQOLの回復だけでなく，生産消失にかかわる費用(indirect cost)に関連する要素でもあると思われたため文献的調査を行った．固定術群のほうが復職率が高かったとするRCTが1編あったが[4]，手術群と非手術群で有意差はなかったと表現している文献のほうが多くみられた．ただしその詳細に関する記述は乏しく，複数の質の高い前向き比較研究ないしメタアナリシスもなかった．

文献

1) Saltychev M, et al. Lumbar fusion compared with conservative treatment in patients with chronic low back pain: a meta-analysis. Int J Rehabil Res 2014; **37**: 2.
2) Wang X, et al. Meta-analysis of randomized trials comparing fusion surgery to non-surgical treatment for discogenic chronic low back pain. J Back Musculoskelet Rehabil 2015; **28**: 621.
3) Bydon M, et al. Lumbar fusion versus nonoperative management for treatment of discogenic low back pain: a

systematic review and meta-analysis of randomized controlled trials. J Spinal Disord Tech 2014; **27**: 297.

4) Fritzell P, et al. 2001 Volvo Award Winner in Clinical Studies: Lumbar fusion versus nonsurgical treatment for chronic low back pain: a multicenter randomized controlled trial from the Swedish Lumbar Spine Study Group. Spine (Phila Pa 1976) 2001; **26**: 2521.

5) Brox JI, et al. Randomized clinical trial of lumbar instrumented fusion and cognitive intervention and exercises in patients with chronic low back pain and disc degeneration. Spine (Phila Pa 1976) 2003; **28**: 1913.

6) Keller A, et al. Trunk muscle strength, cross-sectional area, and density in patients with chronic low back pain randomized to lumbar fusion or cognitive intervention and exercises. Spine (Phila Pa 1976) 2004; **29**: 3.

7) Fairbank J, et al. Randomised controlled trial to compare surgical stabilisation of the lumbar spine with an intensive rehabilitation programme for patients with chronic low back pain: the MRC spine stabilisation trial. BMJ 2005; **330**(7502): 1233.

8) Brox JI, et al. Lumbar instrumented fusion compared with cognitive intervention and exercises in patients with chronic back pain after previous surgery for disc herniation: a prospective randomized controlled study. Pain 2006; **122**(1-2): 145.

9) Ohtori S, et al. Surgical versus nonsurgical treatment of selected patients with discogenic low back pain: a small-sized randomized trial. Spine (Phila Pa 1976) 2011; **36**: 347.

10) Chou R, et al. Surgery for low back pain: a review of the evidence for an American Pain Society Clinical Practice Guideline. Spine (Phila Pa 1976) 2009; **34**: 1094.

11) Wood KB, et al. Effectiveness of spinal fusion versus structured rehabilitation in chronic low back pain patients with and without isthmic spondylolisthesis: a systematic review. Spine (Phila Pa 1976) 2011; **36**(21 Suppl): 110.

12) Phillips FM, et al. Lumbar spine fusion for chronic low back pain due to degenerative disc disease: a systematic review. Spine (Phila Pa 1976) 2013; **38**: 409.

13) Fritzell P, et al. Cost-effectiveness of lumbar fusion and nonsurgical treatment for chronic low back pain in the Swedish Lumbar Spine Study: a multicenter, randomized, controlled trial from the Swedish Lumbar Spine Study Group. Spine (Phila Pa 1976) 2004; **29**: 421.

14) Rivero-Arias O, et al. Surgical stabilisation of the spine compared with a programme of intensive rehabilitation for the management of patients with chronic low back pain: cost utility analysis based on a randomised controlled trial. BMJ 2005; **330**(7502): 1239.

Clinical Question 8

腰痛に代替療法は有用であるか

推奨			
推奨草案	推奨度	合意率	エビデンスの強さ
●本邦での代替療法のエビデンスは確立されていない. したがって, 本ガイドラインでこれらの有用性を述べることは, 基本的に不可能である. 公的な資格制度が整備されている海外では以下の治療法が実施されているが, 現在の日本の医療制度において推奨度を述べることは不可能である. 1) 徒手療法, 2) 鍼治療, 3) ヨガ, 4) マッサージ	なし		

【作成グループにおける, 推奨に関連する価値観や好み】

　本 CQ に対する推奨の作成にあたっては, 検討したアウトカムのうち, 腰痛患者における痛み, 身体機能の改善を重要視した.

【推奨の強さに影響する要因】

　◉アウトカム全般に関する全体的なエビデンスが強い

　　■ 2：いいえ

　　　説明：エビデンスレベルは低い.

　◉益と害とのバランスが確実（コストは含めない）

　　■ 2：いいえ

　　　説明：対照に対する上記の代替療法の優位性は, 臨床的に意味があるかどうか疑問である.

　◉患者の価値観や好み, 負担の確実さ

　　■ 2：いいえ

　　　説明：患者の意向は大きくばらつくと考えられる.

　◉正味の利益がコストや資源に十分見合ったものかどうか

　　■ 2：いいえ

　　　説明・経済効果についてはコガに関する論文があるが, 他の代替療法については不明である.

【エビデンスの強さ】

　　■ D：効果の推定値がほとんど確信できない

【推奨の強さ】

　　■ 明確な推奨ができない

○解説○

　腰痛に対する代替療法には, 徒手療法, 鍼治療, マッサージ, ナノ光線療法, カイロプラクティス, 超音波療法, 鉱泉療法, 全身振動療法, ヨガ, レーザー療法, キネシオテーピング法などがある. これらに関して, ①痛み, ②身体機能, ③ QOL, ④心理面, ⑤腰椎可動域の改善に有効であるか, ⑥薬物使用量の減少, ⑦休業期間の短縮につながるか, ⑧治療満足度は良好か, ⑨医療経済効果があるか, ⑩副作用はないか, などを検討した.

　本ガイドライン改訂にあたって, 腰痛診療ガイドライン委員会の論文選択基準を満たした本 CQ

の代替療法に関する論文は 108 編抽出された．内訳は Cochrane レビュー 14 編，システマティックレビュー 24 編，メタアナリシス 9 編，RCT 61 編であった．

多くの RCT がなされているが，これらの療法を施行するにあたっては，治療者側，患者側ともに盲検化が困難で，結果の評価についても盲検化できていない可能性が高い．すなわち，研究の介入や評価でバイアスがあることは否めず，エビデンスレベルは決して高いものではない．

本邦からは，鍼治療と偽鍼の間に有意差はないというメタアナリシスが 1 編[1]あるのみで，本 CQ に対する推奨を検討する場合には，代替療法を行う公的な資格制度が整備されている海外の論文を参考にせざるを得ない．本邦と海外の資格制度がまったく異なることから，現在本邦で行われている多くの代替療法とこれらの論文で記載されている療法は同質のものでない可能性が高い．したがって下記に記載するそれぞれの代替療法の推奨度はあくまで海外論文を参考に作成したものであることを申し添える．なお，本邦では保険診療上，柔道整復師，あんまマッサージ師，指圧師，鍼灸師が医師の同意を得た場合以外では，非外傷性の腰痛や慢性腰痛に対する診療行為は行えないことになっている．

1）徒手療法

Cochrane レビュー 5 編，システマティックレビュー 5 編，メタアナリシス 2 編，RCT 17 編が抽出された．そのうち高齢者，妊婦，産後の腰痛に対する徒手療法に関する論文を除外した．

a. 急性腰痛に対する徒手療法

Cochrane レビュー[2]から 3 編，それ以降の RCT 2 編[3,4]で解析すると疼痛に対する優位性はなかった（図1）．一方，機能障害に関して，Cochrane レビュー[2]から 3 編，それ以降の RCT 2 編[4,5]のメタアナリシスでは有用であることが示された（図2）．

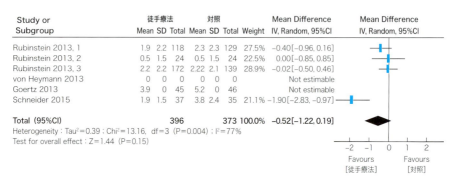

図1　急性腰痛患者の疼痛に対する徒手療法の影響

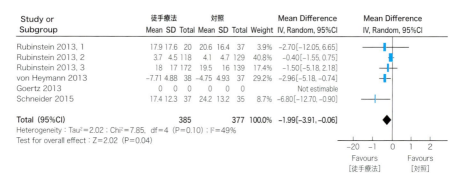

図2　急性腰痛患者の機能障害に対する徒手療法の影響

患者満足度に関しては1編のRCT[3)]があり，徒手療法を追加すると満足度が高かった．しかし徒手療法に対する対照がそれぞれ異なるため，治療成績の差は異質のものであり，臨床的に意義があるかどうか不明である．長期成績では差はみられていない．メタアナリシス[6)]では徒手療法の有用性は不適切な解析，方法のため信頼できる結果でないとされ，急性腰痛に対する徒手療法は自然経過や非特異的な因子を凌駕するものではないと考えられる．

b．慢性腰痛に対する徒手療法

最近のRCT5編[7～10)]でメタアナリシスを行うと痛みの改善には有用性を認めなかった(図3)．機能障害に関しては3つのRCT[7,10,12)]で同様に解析したが，効果はみられなかった(図4)．QOLに関しては2つのRCT[7,9)]で解析したが，有意な改善は得られていない(図5)．

Cochraneレビュー[13)]でも，徒手療法は疼痛，機能障害に関しては他の治療法と比べてよくも悪く

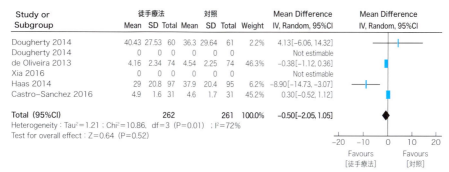

図3　慢性腰痛患者の疼痛に対する徒手療法の影響

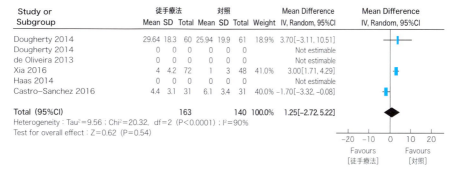

図4　慢性腰痛患者の機能障害に対する徒手療法の影響

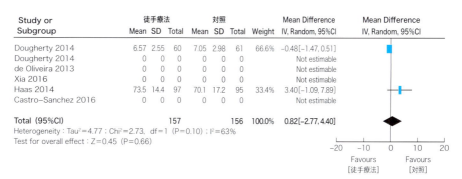

図5　慢性腰痛患者のQOLに対する徒手療法の影響

もない(それぞれ mean difference −4.55, 95% CI −8.63〜−0.43, mean difference −0.18, 95% CI −0.37〜0.01)と結論づけている. さらにシステマティックレビュー3編[14〜16]では結果に一貫性がなかった. 腰椎可動域の改善, 薬物使用量の減少, 休業期間の短縮, 治療満足度, 医療経済効果については不明である. 有害事象については重篤なものは報告されていない. 慢性腰痛に対する徒手療法は他の治療法に比べて推奨できるものではない.

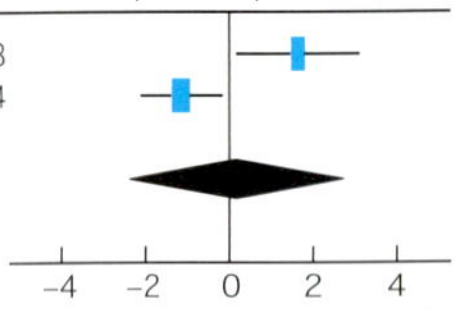

2) 鍼治療

システマティックレビュー8編, メタアナリシス3編, RCT 14編が抽出された.

a. 急性腰痛に対する鍼治療

最近の2つのRCT[17,18]でメタアナリシスを行うと疼痛ならびに機能障害に関しての優位性はなかった(図6). 一方, システマティックレビュー[19]では痛みに関しては投薬や偽鍼よりも除痛が得られたが, 機能障害には差がなかった.

急性腰痛に対する鍼治療で, QOLの改善や薬物使用の軽減が得られたとするRCT[17]がある.

a. 急性腰痛患者の疼痛に関する鍼治療の影響

Study or Subgroup	鍼 Mean	鍼 SD	鍼 Total	対照 Mean	対照 SD	対照 Total	Weight	Mean Difference IV, Random, 95%CI	Year
Shin 2013	5.83	2.61	29	4.17	3.05	29	48.1%	1.66[0.20, 3.12]	2013
Hasegawa 2014	2.8	2.27	40	3.95	2.19	40	51.9%	−1.15[−2.13, −0.17]	2014
Total (95%CI)			**69**			**69**	**100.0%**	**0.20[−2.55, 2.95]**	

Heterogeneity : Tau²=3.55 ; Chi²=9.82, df=1 (P=0.002) ; I²=90%
Test for overall effect : Z=0.14 (P=0.89)

Mean Difference IV, Random, 95%CI

b. 急性腰痛患者の機能障害に対する鍼治療の影響

Study or Subgroup	鍼 Mean	鍼 SD	鍼 Total	対照 Mean	対照 SD	対照 Total	Weight	Mean Difference IV, Random, 95%CI	Year
Shin 2013	56.41	24.86	29	36.34	29.1	29	44.8%	20.07[6.14, 34.00]	2013
Hasegawa 2014	1.93	1.83	40	3.95	2.19	40	55.2%	−2.02[−2.90, −1.14]	2014
Total (95%CI)			**69**			**69**	**100.0%**	**7.89[−13.65, 29.42]**	

Heterogeneity : Tau²=218.63 ; Chi²=9.62, df=1 (P=0.002) ; I²=90%
Test for overall effect : Z=0.72 (P=0.47)

Mean Difference IV, Random, 95%CI

図6 急性腰痛患者に対する鍼治療の影響

Study or Subgroup	鍼 Mean	鍼 SD	鍼 Total	対照 Mean	対照 SD	対照 Total	Weight	Mean Difference IV, Random, 95%CI	Year
Yeh 2015	0	0	0	0	0	0		Not estimable	2013
Weiss 2013	0	0	0	0	0	0		Not estimable	2013
Xu 2013	0	0	0	0	0	0		Not estimable	2013
Cho 2013	0.42	0.25	57	0.25	0.43	59	37.7%	0.17[0.04, 0.30]	2013
Pach 2013	0	0	0	0	0	0		Not estimable	2013
Bahrami-Taghanaki 2014	0	0	0	0	0	0		Not estimable	2014
Glazov 2014	23	13	46	22	13	45	7.1%	1.00[−4.34, 6.34]	2014
Purepong 2015	2.455	0.337	32	4.122	0.377	32	37.7%	−1.67[−1.84, −1.49]	2015
Lin 2015	4.77	5.2	30	9	5.76	31	17.5%	−4.23[−6.98, −1.48]	2015
Total (95%CI)			**165**			**167**	**100.0%**	**−1.24[−2.81, 0.34]**	

Heterogeneity : Tau²=1.70 ; Chi²=283.60, df=3 (P<0.00001) ; I²=99%
Test for overall effect : Z=1.54 (P=0.12)

Mean Difference IV, Random, 95%CI

図7 慢性腰痛患者の疼痛に対する鍼治療の影響

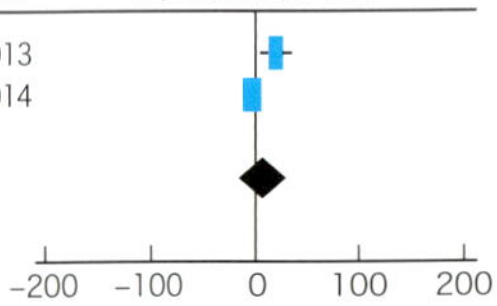

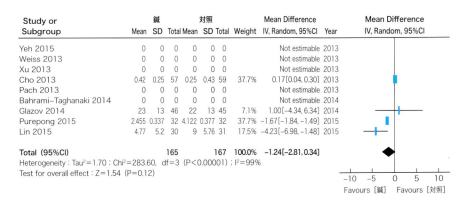

b. 慢性腰痛に対する鍼治療

最近のRCT 5編[20〜24]のメタアナリシスでは，鍼治療は疼痛の改善に優位性はなかった（図7）．

一方，機能障害の改善に関しては4つのRCT[20,22〜24]で解析すると，鍼治療の優位性が短期間ではあるが認められた（図8）．

鍼治療は，SF-36で評価したQOLでは身体機能，健康度，活力，日常役割機能（精神）での優れた効果が1つのRCTで示されている[25]．

腰椎可動域の改善，薬物使用量の減少，休業期間の短縮，治療満足度，医療経済効果については不明である．副作用については重篤なものは報告されていない．

慢性腰痛に対する鍼治療は機能障害の改善に短期的には有効であるが，効果の持続性は不明で，対照との差は臨床的に意義のあるものではない．さらに患者背景の異質性と研究方法のバイアスリスクが高いため結果の解釈には注意が必要である．

3）マッサージ

Cochraneレビュー1編，システマティックレビュー，RCTそれぞれ2編が抽出された．最近のRCT 2編[29,30]でメタアナリシスを行うと慢性腰痛の改善には有用であった（図9）．

一方，機能障害の改善には有効性が認められなかった（図10）．

システマティックレビュー[31]では，マッサージは亜急性および慢性の腰痛症状の短期的な介入効果を認め，治療的な運動や教育と組み合わされた場合に，治療直後および短期間の症状軽減に効果的であるとされている．一方，Cochraneレビュー[32]ではマッサージが腰痛に効果的な治療であ

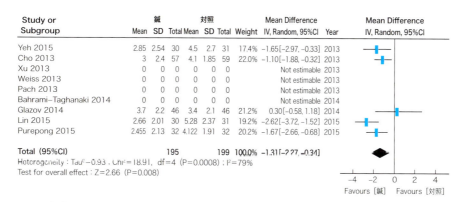

図8　慢性腰痛患者の機能障害に対する鍼治療の影響

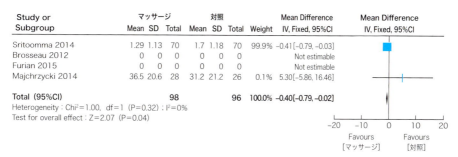

図9　慢性腰痛患者の疼痛に対するマッサージの影響

るという確証はほとんどないとされ，急性，亜急性および慢性の腰痛は短期間の疼痛改善を示すのみで，亜急性および慢性の腰痛患者でも，短期の機能改善がみられるに過ぎない．マッサージによって短期間の治療効果が得られる可能性があるが，QOL，心理面，腰椎可動域の改善，薬物使用量の減少，休業期間の短縮，治療満足度，医療経済効果については不明である．有害事象については重篤なものは報告されていない．

4) 慢性腰痛に対するヨガ

システマティックレビュー，メタアナリシス各2編，RCT 7編が抽出された．

メタアナリシス[33]では，痛みの改善において無治療，通常のケア，運動療法に比し，ヨガの優位性が短期，長期ともに示された．システマティックレビュー[34]でも，対照群に均一性がないものの痛みの改善効果が認められた．身体機能の改善に関してもメタアナリシス[33]で短期において非常に明確に，また長期においても中等度以上のヨガの優位性が示された．以降のRCT[35]の結果も同様であった．

QOLの改善に関しては2つのRCT[36,37]があり，解析するとヨガの優位性が認められた（図11）．

代替療法で医療経済効果について明確に示されているのはヨガのみである．メタアナリシス[38]とそれ以降の2つのRCT[36,37]でも同様に医療経済効果の優位性が示されている．有害事象の報告はないが，心理面の改善，腰椎可動域の改善，薬物使用量の減少，休業期間の短縮，治療満足度については不明である．

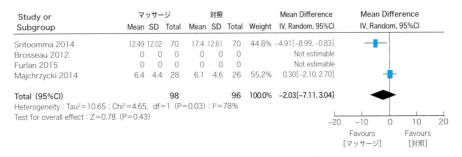

図10　慢性腰痛患者の機能障害に対するマッサージの影響

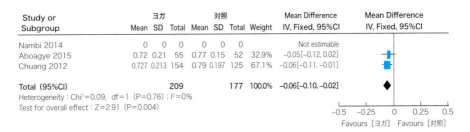

図11　慢性腰痛患者のQOLに対するヨガの影響

文献

1）弘田量二ほか．鍼治療の腰痛に対するメタアナリシス．日予防医会誌 2011; **6**: 133.

2）Rubinstein SM, et al. Spinal manipulative therapy for acute low back pain: an update of the cochrane review. Spine (Phila Pa 1976) 2013; **38**: 158.

3）Goertz CM, et al. Adding chiropractic manipulative therapy to standard medical care for patients with acute low back pain: results of a pragmatic randomized comparative effectiveness study. Spine (Phila Pa 1976) 2013; **38**: 627.

4）Schneider M, et al. Comparison of spinal manipulation methods and usual medical care for acute and subacute low back pain: a randomized clinical trial. Spine (Phila Pa 1976) 2015; **40**: 209.

5）von Heymann WJ, et al. Spinal high-velocity low amplitude manipulation in acute nonspecific low back pain: a double-blinded randomized controlled trial in comparison with diclofenac and placebo. Spine (Phila Pa 1976) 2013; **38**: 540.

6）Menke JM. Do manual therapies help low back pain? A comparative effectiveness meta-analysis. Spine (Phila Pa 1976) 2014; **39**: 463.

7）Dougherty PE, et al. Evaluation of a modified clinical prediction rule for use with spinal manipulative therapy in patients with chronic low back pain: a randomized clinical trial. Chiropr Man Therap 2014; **22**: 41.

8）de Oliveira RF, et al. Immediate effects of region-specific and non-region-specific spinal manipulative therapy in patients with chronic low back pain: a randomized controlled trial. Phys Ther 2013; **93**: 748.

9）Haas M, et al. Dose-response and efficacy of spinal manipulation for care of chronic low back pain: a randomized controlled trial. Spine J 2014; **14**: 1106.

10）Castro-Sanchez AM, et al. Short-term effectiveness of spinal manipulative therapy versus functional technique in patients with chronic nonspecific low back pain: a pragmatic randomized controlled trial. Spine J 2016; **16**: 302.

11）Dougherty PE, et al. Spinal Manipulative Therapy for Chronic Lower Back Pain in Older Veterans: A Prospective, Randomized, Placebo-Controlled Trial. Geriatr Orthop Surg Rehabil 2014; **5**: 154.

12）Xia T, et al. Similar Effects of Thrust and Nonthrust Spinal Manipulation Found in Adults With Subacute and Chronic Low Back Pain: A Controlled Trial With Adaptive Allocation. Spine (Phila Pa 1976) 2016; **41**: 702.

13）Rubinstein SM, et al. Spinal manipulative therapy for chronic low-back pain. Cochrane Database Syst Rev 2011; (2): CD008112.

14）Goertz CM, et al. Patient-centered outcomes of high-velocity, low-amplitude spinal manipulation for low back pain: a systematic review. J Electromyogr Kinesiol 2012; **22**: 670.

15）Merepeza A. Effects of spinal manipulation versus therapeutic exercise on adults with chronic low back pain: a literature review. J Can Chiropr Assoc 2014; **58**: 456.

16）Dagenais S, et al. NASS Contemporary Concepts in Spine Care: spinal manipulation therapy for acute low back pain. Spine J 2010; **10**: 918.

17）Hasegawa TM, et al. Acupuncture for acute non-specific low back pain: a randomised, controlled, double-blind, placebo trial. Acupunct Med 2014; **32**: 109.

18）Shin JS, et al. Effects of motion style acupuncture treatment in acute low back pain patients with severe disability: a multicenter, randomized, controlled, comparative effectiveness trial. Pain 2013; **154**: 1030.

19）Lee Jun-Hwan, et al. Acupuncture for acute low back pain: a systematic review. Clin J Pain 2013; **29**: 172.

20）Cho YJ, et al. Acupuncture for chronic low back pain: a multicenter, randomized, patient-assessor blind, sham-controlled clinical trial. Spine (Phila Pa 1976) 2013; **38**: 549.

21）Yeh CH, et al. Day-to-Day Changes of Auricular Point Acupressure to Manage Chronic Low Back Pain: A 29-day Randomized Controlled Study. Pain Med 2015; **16**: 1857.

22）Glazov G, et al. Low-dose laser acupuncture for non-specific chronic low back pain: a double-blind randomised controlled trial. Acupunct Med 2014; **32**: 116.

23）Purepong N, et al. The effect of an acupressure backrest on pain and disability in office workers with chronic low back pain: A randomized, controlled study and patients' preferences. Complement Ther Med 2015; **23**: 347.

24）Lin WC, et al. The Anti-Inflammatory Actions of Auricular Point Acupressure for Chronic Low Back Pain. Evid Based Complement Alternat Med 2015; **2015**: 103570.

25）Weiss J, et al. Effectiveness and acceptance of acupuncture in patients with chronic low back pain: results of a prospective, randomized, controlled trial. J Altern Complement Med 2013; **19**: 935.

26）Xu Mai, et al. Acupuncture for chronic low back pain in long-term follow-up: a meta-analysis of 13 randomized controlled trials. Am J Chin Med 2013; **41**: 1.

27）Pach Daniel, et al. Standardized versus Individualized Acupuncture for Chronic Low Back Pain: A Randomized Controlled Trial. Evid Based Complement Alternat Med 2013; **2013**: 125937.

28）Bahrami-Taghanaki H, et al. A randomized, controlled trial of acupuncture for chronic low-back pain. Altern

Ther Health Med 2014; **20**: 13.

29) Sritoomma N, et al. The effectiveness of Swedish massage with aromatic ginger oil in treating chronic low back pain in older adults: a randomized controlled trial. Complement Ther Med 2014; **22**: 26.

30) Majchrzycki M, et al. Deep tissue massage and nonsteroidal anti-inflammatory drugs for low back pain: a prospective randomized trial. ScientificWorldJournal 2014; **2014**: 287597

31) Brosseau L, et al. Ottawa Panel evidence-based clinical practice guidelines on therapeutic massage for low back pain. J Bodyw Mov Ther 2012; **16**: 424.

32) Furlan AD, et al. Massage for low-back pain. Cochrane Database Syst Rev 2015; (9): CD001929.

33) Cramer H, et al. A systematic review and meta-analysis of yoga for low back pain. Clin J Pain 2013; **29**: 450.

34) Hill C. Is yoga an effective treatment in the management of patients with chronic low back pain compared with other care modalities - a systematic review. J Complement Integr Med 2013; 10. pii: /j/jcim.2013.10. issue-1/jcim-2012-0007/jcim-2012-0007.xml. doi: 10.1515/jcim-2012-0007.

35) Nambi GS, et al. Changes in pain intensity and health related quality of life with Iyengar yoga in nonspecific chronic low back pain: A randomized controlled study. Int J Yoga 2014; **7**: 48.

36) Aboagye E, et al. Cost-effectiveness of early interventions for non-specific low back pain: a randomized controlled study investigating medical yoga, exercise therapy and self-care advice. J Rehabil Med 2015; **47**: 167.

37) Chuang LH, et al. A pragmatic multicentered randomized controlled trial of yoga for chronic low back pain: economic evaluation. Spine (Phila Pa 1976) 2012; **37**: 1593.

38) Holtzman S, et al. Yoga for chronic low back pain: a meta-analysis of randomized controlled trials. Pain Res Manag 2013; **18**: 267.

Background Question 9

腰痛の治療評価法で有用なものは何か

要約

● 腰痛の改善を評価する方法は数多くあるが，腰痛改善に関する定義の標準化も行われておらず，評価法間の比較もないことから，その優劣を絶対的に決定することはできない.

● 腰痛の改善を評価する方法としては，主に疼痛強度尺度と健康関連 QOL 尺度がある. 前者の代表が numerical rating scale（NRS）と visual analogue scale（VAS）である. 後者は，身体的，心理的，感情的および社会的などの健康に関する多面的な要因を計測する評価法で，一般に自記式アンケートにより行われる. MOS 36-Item Short-Form Health Survey（SF-36）およびその短縮版 SF-12，SF-8，SF-6D や EuroQol-5 Dimention（EQ-5D）が代表的な指標である.

● 腰痛特異的尺度は疾患に特異的な病状を反映するようにつくられており，腰痛に関しては Roland-Morris Disability Questionnaire（RDQ）と Oswestry Disability Index（ODI）が代表的な評価法である.

● 日本発の腰痛特異的健康関連 QOL 評価法として，日本整形外科学会腰痛疾患問診票（Japanese Orthopaedic Association Back Pain Evaluation Questionnaire：JOABPEQ）と疾患特異的・患者立脚型慢性腰痛症患者機能評価尺度（Japan Low Back Pain Evaluation Questionnaire：JLEQ）がある.

○ 解説 ○

　腰痛の改善を評価する方法に関するシステマティックレビュー[1]では，1999〜2008 年に発表された 82 編が採択された. そのなかでは，腰痛の改善を評価する指標として痛みや機能障害，QOL，仕事復帰あるいは休業補償の終了に関する 66 種類の方法が使用されていた. しかし，腰痛の改善に関する定義の標準化も行われておらず，評価法間の比較もないことから，最も有用な治療評価法は明らかになっていない. 腰痛関連評価法についてのレビュー[2]では，2009 年までに発表された論文のなかでは 28 種類のスコアリングシステムが用いられているが，信頼性が高く，有用でかつ鋭敏に変化を捉えることのできる簡便かつ実用的なものをひとつに絞ることはできなかったと報告されている.

　腰痛の改善を評価する方法としては，主に疼痛強度尺度と健康関連 QOL 尺度があり，目的に応じて様々な尺度を使い分けるか，または組み合わせて使用する. 腰痛を多元的に把握する目的で腰痛コアセットとして，腰痛の強さ，包括的健康尺度と腰痛特異的尺度，さらには就労関係や患者満足度などをセットで調べることを提唱する考えもみられる[3]. 本項ではそれぞれ汎用されている尺度の特徴を紹介する.

　痛みの強さ（疼痛強度尺度）は主に NRS と VAS で評価される. 健康関連 QOL 評価法は身体的，心理的，感情的および社会的などの健康に関する多面的な要因を計測する評価法で，一般に自記式アンケートにより行われる. SF-36 およびその短縮版 SF-12，SF-8，SF-6D や EQ-5D が代表的な指標である. SF-36 については，現在 SF-36v2® 日本語版が使用されており，年齢性別ごとの国民標準値が公開されている. EQ-5D は 5 つの質問項目からなる包括的健康指標であるとともに，医療技術の経済評価において近年利用が進んでいる質調整生存年（quality-adjusted life year：QALY）の算出に用いるための QOL 値を提供できるという特徴を持つ. SF-36 あるいはその短縮版と EQ-5D

は基本的な構成要素の変化の検出率や腰痛特異的指標との共通点が極めて異なっているため，どちらの指標を用いるかは診断や治療内容によって異なる．腰椎椎間板変性を有する慢性腰痛患者に対してリハビリテーション治療あるいは手術的治療をランダムに割り当てた試験においてSF-6DとEQ-5Dのスコア変化量の違いをみた研究では，SF-6Dは感度，特異度，反応性の点で腰痛特異的指標であるODIと類似性を示し，慢性腰痛患者を対象とした研究ではSF-6Dが変化を検出するうえで有用であった[4]．

　腰痛特異的尺度は疾患に特異的な病状を反映するようにつくられており，腰痛に関するものとしてはRDQとODIが代表的な評価法である．RDQは最も広く使用されている腰痛特異的評価法であり，24項目の質問に"はい・いいえ"で回答するもので，点数は低いほどよい状態を示し，24点が最も悪い状態を示す．ODIはRDQに次いで広く用いられており，10項目の質問に6通りの選択肢から回答を選び，50点満点で100%表示された点数が高いほど悪い状態を示す．RDQとODIの信頼性を比較したメタアナリシスでは，RDQよりODIの信頼性がわずかに高いが（coefficient −0.2840，p = 0.009），研究デザインや患者背景のほうが信頼性に大きな影響を及ぼすと報告されている．RDQとODIの有用性を検討する目的で，1993年から2000年3月までに報告された論文（RDQ 78編とODI 71編）をもとにシステマティックレビューが行われた．このなかでRDQに関しては10%の変化があった場合，または2〜3点の変化があった場合に，症状の改善または悪化があったと推定されるとし，臨床医が重要な変化が起こったと考えられる点数は5点であるとしている[5]．腰痛にて入院治療が必要になった場合，ODIが30を下回るくらいまで回復して退院した場合，患者の満足度が高かった[6]．

　腰痛評価法の優劣を比較した研究ではないが，評価法間の相関や互換性を調査した研究がある[7]．この研究では，RDQ，Chronic Pain Grade disability score，SF-36あるいはSF-12の身体機能尺度，Patient Specific Functional Scale，Pain Disability Index（PDI），ODI，Hannover Functional Ability Questionnaireの7つの評価法について検討した．すべての評価法の組み合わせで正の相関があったが，大部分は相関係数0.5と中等度の相関で，かつすべての組み合わせでκ係数は0.4と評価法間の一致度は低かった．その結果，腰痛による機能障害評価法はそのまま他の評価法に用いることはできず，メタアナリシスにおいても別の評価法の結果を他の評価法の結果にあてはめることはできないと報告している．非特異的慢性腰痛患者のQOLを評価した研究[8]でも，EQ-5DとPDI，RDQ，NRSそれぞれの尺度との相関係数は0.39から0.59の間でいずれも中等度の相関であると報告されている．

　急性腰痛の回復や慢性化の評価において，痛みや腰痛特異的尺度などよりもglobal perceived effect scale（全体的評定尺度：ベースラインからの改善度を質問する）のほうが症状改善と慢性化の判定に有用であるとする報告もある[9]．この研究では，痛みや腰痛特異的尺度については従来いわれてきたベースラインからの30%の回復は症状改善と非改善を区別する指標としては不正確であり，50%以上変化しなければ改善の実感がないと報告している．

　日本で作成された腰痛特異的健康関連QOL評価法として，JOABPEQとJLEQがある．JOABPEQは国内で従来広く用いられてきた日本整形外科学会腰痛治療成績判定基準（JOAスコア）がもっていない患者立脚型評価，社会生活や心理面を含めた多面的評価および統計学的検証に裏づけられた科学的評価としての要素を備えた評価法である．日本整形外科学会からの依頼を受けて日本脊椎脊髄病学会と日本腰痛学会が共同して作成にあたり2007年4月に完成した．疼痛関連障害，腰椎機能障害，歩行機能障害，社会生活障害および心理的障害の独立した5つの重症度スコアから成り立っている[10]．JOABPEQについては健常人のデータも収集されており，基準値を考慮して腰痛患者の評価を行うことができる[11]．JLEQは，日本整形外科学会，日本運動器リハビリテー

ション学会（現日本運動器科学会）および日本臨床整形外科学会が共同で作成にあたり 2007 年に報告されたものである．痛み，日常生活の状態，ふだんの活動運動機能および健康・精神状態を 5 段階で尋ねる 30 の設問からなっている[12]．いずれの評価法も信頼性・妥当性の検証を済ませている．JOABPEQ については英語版をはじめとして様々な国の言語に翻訳され，有効性と信頼性が確認されていることから，国際学会や英文誌にも用いられている[13, 14]．

文献

1) Kamper SJ, et al. How is recovery from low back pain measured? A systematic review of the literature. Eur Spine J 2011; **20**: 9.
2) Longo UG, et al. Rating scales for low back pain. Br Med Bull 2010; **94**: 81.
3) Deyo RA, et al. Outcome measures for low back pain research. A proposal for standardized use. Spine (Phila Pa 1976) 1998; **23**: 2003.
4) Johnsen LG, et al. Comparison of the SF6D, the EQ5D, and the oswestry disability index in patients with chronic low back pain and degenerative disc disease. BMC Musculoskelet Disord 2013; **14**: 148.
5) Bombardier C, et al. Minimal clinically important difference. Low back pain: outcome measures. J Rheumatol 2001; **28**: 431.
6) Park SW, et al. The dischargeable cut-off score of Oswestry Disability Index (ODI) in the inpatient care for low back pain with disability. Eur Spine J 2014; **23**: 2090.
7) Morris T, et al. Can we convert between outcome measures of disability for chronic low back pain?. Spine (Phila Pa 1976) 2015; **40**: 734.
8) Soer R, et al. Clinimetric properties of the EuroQol-5D in patients with chronic low back pain. Spine J 2012; **12**: 1035.
9) Mehling WE, et al. Acute low back pain and primary care: how to define recovery and chronification?. Spine (Phila Pa 1976) 2011; **36**: 2316.
10) Fukui M, et al. JOA Back Pain Evaluation Questionnaire (JOABPEQ)/JOA Cervical Myelopathy Evaluation Questionnaire (JOACMEQ). The report on the development of revised versions. April 16, 2007. The Subcommittee of the Clinical Outcome Committee of the Japanese Orthopaedic Association on Low Back Pain and Cervical Myelopathy Evaluation. J Orthop Sci 2009; **14**: 348.
11) Hashizume H, et al. Japanese orthopaedic association back pain evaluation questionnaire (JOABPEQ) as an outcome measure for patients with low back pain: reference values in healthy volunteers. J Orthop Sci 2015; **20**: 264.
12) Shirado O, et al. An outcome measure for Japanese people with chronic low back pain: an introduction and validation study of Japan Low Back Pain Evaluation Questionnaire. Spine (Phila Pa 1976) 2007; **32**: 3052.
13) Azimi P, et al. The Japanese Orthopedic Association Back Pain Evaluation Questionnaire (JOABPEQ) for low back disorders: a validation study from Iran. J Orthop Sci 2012; **17**: 521.
14) Gunaydın G, et al. Cross-cultural adaptation, reliability and validity of the Turkish version of the Japanese Orthopaedic Association Back Pain Evaluation Questionnaire. J Orthop Sci 2016; **21**: 295.

Clinical Question 9

腰痛予防に有用な方法はあるか

推奨			
推奨草案	推奨度	合意率	エビデンスの強さ
●腰痛予防に運動療法は有用である.	1	77.8%	B
●腰痛予防に認知行動療法は有用である.	2	62.5%	B
●職業性腰痛の予防には，運動と職場環境の改善（持ち上げ器具の使用や作業場の高さ調整など）が有用である.	2	50%	B
●コルセットには，腰痛に対する直接的な予防効果はない.	なし		

【作成グループにおける，推奨に関連する価値観や好み】

　本 CQ に対する推奨の作成にあたっては，それぞれの治療法の効果と経済性，現状でどの施設でもなしうるかどうかなどを議論した．職業性腰痛の予防項目に関しては，使用者（事業主または事業の経営担当者）に対してという視点も重要視した．

【推奨の強さに影響する要因】

　⦿アウトカム全般に関する全体的なエビデンスが強い

　　■　1：はい

　　　説明：複数の論文により効果が支持されている．

　⦿益と害とのバランスが確実（コストは含めない）

　　■　1：はい

　　　説明：害があまりなく，益のバランスが高い．

　⦿患者の価値観や好み，負担の確実さ

　　■　運動療法および認知行動療法　2：いいえ

　　　説明：患者および家族の意向はある程度ばらつくと考えられる．

　　■　職業性腰痛に対する職場における介入　1：はい

　　　説明：雇用者側の努力でできることなので確実性は高い．

　⦿正味の利益がコストや資源に十分見合ったものかどうか

　　■　1：はい

　　　説明：費用に見合った効果は期待できる．

【エビデンスの強さ】

　　■　B：効果の推定値に中程度の確信がある

【推奨の強さ】

　　■　運動療法：1（行うことを強く推奨する）

　　■　認知行動療法：2（行うことを弱く推奨する）

　　■　職業性腰痛に対する職場における介入：2（行うことを弱く推奨する）

○解説○

　「腰痛予防」には，初発腰痛の発生率を下げる，腰痛の慢性化や悪化を防止する，腰痛の再発を

予防することが含まれる．今回のガイドライン作成のために採用した論文においても，各々の「予防」の基準で研究がされており，本CQではそれらを明確に区別して推奨文に表現することはできなかった．個々の推奨文における「予防」の意味については解説文をご覧いただきたい．

1）運動療法

腰痛経験者を対象として，運動の腰痛新規発生と腰痛に関連する機能低下を防止する効果について研究した9つの論文を検証したCochraneレビュー[1]がある．運動をした群では，何もしない群に比べて1年後での再発を抑制する効果があった．2つの研究において，1.5〜2年後の結果では運動群において腰痛の再発頻度は有意に減少していた．同様に，運動介入により腰痛による病気休暇期間を減少させた．再発頻度や再発回数については運動療法の効果には相反するエビデンスが見られた．治療後の運動プログラムは腰痛の再発防止に効果的である．なお，運動療法とは，専門医が患者を適切に診察し，運動療法の適応を慎重に検討したうえでプログラムされたものであり，すべての運動を指すものではない．腰痛の予防に際して，すべての人が運動を希望するわけではなく，運動療法を適切に処方するための医療資源も限られており，医療経済的な面も考慮されるべきである．

他の腰痛の防止に関するシステマティックレビュー[2]で，教育と組み合わせた運動は腰痛の発生リスクを減少させるが，病気休暇期間には効果がない．運動単体では腰痛発生と病気休暇のリスクを低下させうる．教育単体では，腰痛にも病気休暇期間にも効果がない．運動単体，あるいは運動と腰痛教育の組み合わせは腰痛の防止に有効であることが示唆されている．

■ 推奨の強さ：1（行うことを強く推奨する）

<委員会での投票結果>
・対象：委員9名（COI該当なし，棄権した委員なし）
「1．行うことを強く推奨する」7名
「2．行うことを弱く推奨する」2名
・結果：「1．行うことを強く推奨する」に決定した．

2）妊娠中の腰痛予防

妊娠中の運動については，日本産科婦人科学会による産婦人科診療ガイドラインに詳細に示されている[3]．妊娠中の腰痛予防に対する運動療法の有用性については，最近のレビューでは妊娠中期の適度な運動が妊婦の腰痛発生率を低下させることが示されている．年齢16〜45歳，12〜38週の妊婦5,121例を含む34のRCTを検討したメタアナリシスを含むシステマティックレビュー[4]では，運動は除痛と機能的改善をもたらした．運動した群，痛みケアの講習を受けた群，通常の出産前ケア群で腰痛，殿部痛の発生率に差はみられなかった．腰殿部痛に関しては，妊娠8〜12週に運動プログラムを行うと腰殿部痛の発生が抑制された．運動は腰殿部痛と病気による休職期間を著明に抑制した．地上あるいは水中でのあらゆる運動は妊娠に関連する腰痛を軽減し，通常の出産前ケアに比較し運動は機能改善と病気休暇期間短縮をもたらした．ノルウェーの妊娠女性3,482例に対し妊娠中期に運動を行うガイドラインを説明し，妊娠32週において腰痛・殿部痛・うつ症状の発生に関するアンケート調査を行った研究[5]では，14.6％のみが妊娠中の運動の処方（週3回以上，1回20分以上の中等度運動）に従っていた．週に3回以上運動している人では殿部痛が少ない傾向であった一方，週1〜2回の運動をしている人では腰痛とうつ症状が少なかった．妊娠中期の適度な運動は妊娠後期の腰痛・殿部痛・うつ症状の発生を抑制する可能性がある．

3）認知行動療法

認知行動療法の腰痛予防に有用性に関するシステマティックレビュー[6]において，発症後 12 週未満の腰痛患者を対象とした 4 つの論文が最終的に評価された．各研究は認知行動療法の介入群と，一般的な治療法の対照群を比較している．認知行動療法をその特徴によってオペラント，認知，応答の 3 つのコンセプトに分類し，visual analogue scale（VAS），modified VAS（MVAS），Disability（return to work），MOS 36-Item Short-Form Health Survey（SF-36），Oswestry Disability Index（ODI），Roland-Morris Disability Questionnaire（RDQ）などを評価した．結論としてはオペラント条件づけの理論に基づく段階的活動プログラムは腰痛の慢性化予防に有用であった．

狭義の認知行動療法は，本邦では健康保険の適応が認められておらず，施行可能な施設が不足するなどの問題がある．しかし，教育などを含む広義の認知行動療法は現時点でも推奨されるべきであろう．

■　推奨の強さ：2（行うことを弱く推奨する）

＜委員会での投票結果＞
・対象：委員 8 名（COI 該当なし，棄権した委員なし）
「1．行うことを強く推奨する」　3 名
「2．行うことを弱く推奨する」　5 名
・結果：「2．行うことを弱く推奨する」に決定した．
［意見］
・推奨決定会議において 8 名が投票し，行うべきとすることは全員が一致したが，弱く推奨するという意見の数が勝っていたため，委員会の推奨度としては「2」とした．

4）職業性腰痛の予防

労働による腰痛予防のための持ち上げ動作の負荷軽減を目的としたオランダのガイドライン[7]では，25 kg 以上の負荷は腰痛のリスクであり，3 kg 以下の荷重は問題ないとしている．腰痛予防に効果があったのは，強い推奨で患者の持ち上げ器具や作業場の高さ調整であり，弱い推奨では物の持ち上げ器具，重量の軽減であった．持ち上げ動作のトレーニング，腰痛ベルト，雇用前のメディカルチェックは効果がなかった．

仕事場で起こる腰痛を予防するための運動に関するシステマティックレビュー[8]では，運動は腰痛の強度と活動制限を軽減させることが示されている．職場での腰痛発生を運動が予防できる可能性がある．

腰痛予防に関する 20,101 例の労働者を含む 9 つの RCT と 1,280 例の労働者を含む 9 つのコホート研究を取り入れたシステマティックレビュー[9]において，トレーニングと比較し，介入なし，教育，ビデオ講習，腰痛ベルト，運動の腰痛予防効果が検討され，他の研究ではトレーニングと持ち上げ器具の組み合わせと介入なし，トレーニング単独の効果が比較された．結果としてトレーニングが腰痛予防に効果的であるというエビデンスはなかった．19,317 例の労働者を含む 7 つの RCT で，トレーニングを行った群と比較し，行わなかった群，ビデオ講習群で腰痛の発生や程度に差はなかった．MMH（manual materials handling：日常の持ち上げる作業，持ちながら移動する作業など，手の力で積み荷を運搬する仕事の総称）指導やトレーニングは，補助器具のあるなしにかかわらず，腰痛やそれに関連する機能障害に対して，介入なしや他の介入法に比較して効果があるとはいえない．

■　推奨の強さ：2（行うことを弱く推奨する）

＜委員会での投票結果＞

・対象：委員 8 名（COI 該当なし，棄権した委員なし）

　「1. 行うことを強く推奨する」4 名

　「2. 行うことを弱く推奨する」4 名

・結果：「2. 行うことを弱く推奨する」に決定した.

［意見］

・推奨決定会議において委員 8 名が投票し，行うべきとすることは全員が一致したが，最終的に推奨度としては「2」と決定された.

・委員会では，社会的意義を考慮する場合，使用者（事業主または事業の経営担当者）に対しては，上記の職場環境改善を強く推奨してもよいのではないかという意見が出された.

5）コルセット

　コルセットの腰痛予防効果については，職業性腰痛の予防に関するシステマティックレビュー[2]では背部ベルト（コルセット，腰痛ベルト）は腰痛にも休職にも効果がなかった. 労働による腰痛予防のための持ち上げ動作の負荷軽減を目的としたシステマティックレビューでは，腰痛ベルトに効果はなかった[7]. したがって，コルセットは腰痛予防には有効とはいえない.

6）その他

　インソールの腰痛予防への効果については効果がないとするレビュー[2,10] があり，インソールの使用は腰痛予防には推奨できない.

文献

1) Choi BK, et al. Exercises for prevention of recurrences of low-back pain. Cochrane Database Syst Rev 2010; (1): CD006555.

2) Steffens D, et al. Prevention of Low Back Pain: A Systematic Review and Meta-analysis. JAMA Intern Med 2016; **176**: 199.

3) 日本産科婦人科学会ほか. 産婦人科診療ガイドライン産科編 2017. 2017: p.115.（検索期間外）

4) Liddle SD, et al. Interventions for preventing and treating low-back and pelvic pain during pregnancy. Cochrane Database Syst Rev 2015; (9): CD001139.

5) Gjestland K, et al. Do pregnant women follow exercise guidelines? Prevalence data among 3482 women, and prediction of low-back pain, pelvic girdle pain and depression. Br J Sports Med 2013; **47**: 515.

6) Brunner E, et al. Can cognitive behavioural therapy based strategies be integrated into physiotherapy for the prevention of chronic low back pain? A systematic review. Disabil Rehabil 2013; **35**: 1.

7) Kuijer PP, et al. An Evidence-Based Multidisciplinary Practice Guideline to Reduce the Workload due to Lifting for Preventing Work-Related Low Back Pain. Ann Occup Environ Med 2014; **26**: 16.

8) Bell JA, et al. Exercise for the primary, secondary and tertiary prevention of low back pain in the workplace: a systematic review. J Occup Rehabil 2009; **19**: 8.

9) Verbeek JH, et al. Manual material handling advice and assistive devices for preventing and treating back pain in workers. Cochrane Database Syst Rev 2011; (6): CD005958.

10) Sahar Tali, et al. Insoles for prevention and treatment of back pain: a systematic review within the framework of the Cochrane Collaboration Back Review Group. Spine (Phila Pa 1976) 2009; **34**: 924.

索　引

欧文

C
Ca チャネル $\alpha_2\delta$ リガンド　39
cognitive behavioral treatment（CBT）　57
CT　26

E
EMG　28
EuroQol-5 Dimention（EQ-5D）　81

F
failed back surgery syndrome（FBSS）　67

J
Japan Low Back Pain Evaluation Questionnaire（JLEQ）　81
Japanese Orthopaedic Association Back Pain Evaluation Questionnaire（JOABPEQ）　81

M
mechanical low back pain　9
MRI　26
multidisciplinary biopsychosocial rehabilitation（MBR）　54

N
NSAIDs　36
numerical rating scale（NRS）　81

O
Oswestry Disability Index（ODI）　70, 81

P
peripheral nerve field stimulation（PNFS）　67

R
red flags（RFs）　22, 25
Roland-Morris Disability Questionnaire（RDQ）　81

S
SF-6D　81
SF-8　81
SF-12　81
SF-36　81
SNRI　37
SPECT　27
spinal cord stimulation（SCS）　67

T
transcutaneous electrical nerve stimulation（TENS）　48

V
visual analogue scale（VAS）　81

和文

あ
亜急性腰痛　7
アセトアミノフェン　37
アミトリプチリン　42
アルコール摂取　15
安静　31

い
遺残腰痛　67
インソール　50, 87
インターベンション治療　62

う
運動　16
運動療法　53, 85

お
温熱治療　49

か
画像検査　25
活動性維持　31
患者教育　56
関節注射　65

き

機械性腰痛　9
危険信号　22, 25
喫煙　15
急性腰痛　7
強オピオイド　41
恐怖回避思考　20, 58
筋弛緩薬　37
筋電図検査　28

け

経椎弓間硬膜外ブロック　65
経皮的電気神経刺激　48
牽引療法　46

こ

硬膜外ブロック　63
コルセット　50, 87

さ

三環系抗うつ薬　42

し

自然経過　12
弱オピオイド　39
集学的生物心理社会学的リハビリテーション　54
小冊子　57
職業　18
職業性腰痛　86
神経根ブロック　28, 65
神経ブロック　63
心理行動的アプローチ　56
心理社会的因子　20

せ

生活習慣　15
脊髄刺激療法　67
脊椎固定術　69
セロトニン・ノルアドレナリン再取り込み阻害薬　37
仙骨硬膜外ブロック　63

そ

装具療法　45

た

体重コントロール　15
代替療法　73

脱

脱神経療法　67
単純X線　25

ち

注射療法　65
超音波療法　47
治療評価法　81

つ

椎間関節造影　28
椎間板造影　27
椎間板内注射　66

て

定義　7

と

疼痛の部位　7
徒手療法　74
トラマドール　39

に

日本整形外科学会腰痛疾患問診票　81
妊娠中　85
認知行動療法　57, 86

は

破局的思考　20
パラセタモール　37
鍼治療　76

ひ

非ステロイド性抗炎症薬　36
ビデオプログラム　57
非特異的腰痛　9
病態　9

ふ

物理療法　45
ブプレノルフィン　40

へ

ベッド上安静　32

ま

マインドフルネス・ストレス低減法　16
マッサージ　77
末梢神経刺激　67

慢性腰痛　7

や
薬物療法　34

よ
腰椎変性　9

腰痛学級　57
腰椎サポート　50
腰痛予防　84
ヨガ　78

わ
ワクシニアウイルス接種家兎炎症皮膚抽出液　38

腰痛診療ガイドライン 2019（改訂第 2 版）

2012 年 11 月 5 日　第 1 版第 1 刷発行	監修者　日本整形外科学会,
2017 年 12 月 20 日　第 1 版第 5 刷発行	日本腰痛学会
2019 年 5 月 15 日　第 2 版第 1 刷発行	編集者　日本整形外科学会診療ガイドライン
2020 年 4 月 30 日　第 2 版第 3 刷発行	委員会,

監修者　日本整形外科学会,
　　　　日本腰痛学会
編集者　日本整形外科学会診療ガイドライン
　　　　　委員会,
　　　　腰痛診療ガイドライン策定委員会
発行者　小立鉦彦
発行所　株式会社 南 江 堂
〒113-8410 東京都文京区本郷三丁目 42 番 6 号
☎（出版）03-3811-7236 （営業）03-3811-7239
ホームページ https://www.nankodo.co.jp/
印刷・製本 日経印刷

Japanese Orthopaedic Association (JOA) Clinical Practice Guidelines on the Management of
Low Back Pain, 2nd Edition
© The Japanese Orthopaedic Association, 2019

定価は表紙に表示してあります.　　　　　　　　　　　Printed and Bound in Japan
落丁・乱丁の場合はお取り替えいたします.　　　　　　ISBN978-4-524-22574-3
ご意見・お問い合わせはホームページまでお寄せください.

本書の無断複写を禁じます.

JCOPY 〈出版者著作権管理機構 委託出版物〉

本書の無断複写は, 著作権法上での例外を除き禁じられています. 複写される場合は, そのつど事前に,
出版者著作権管理機構 (TEL 03-5244-5088, FAX 03-5244-5089, e-mail: info@jcopy.or.jp) の許諾
を得てください.

本書をスキャン, デジタルデータ化するなどの複製を無許諾で行う行為は, 著作権法上での限られた例外
（「私的使用のための複製」など）を除き禁じられています. 大学, 病院, 企業などにおいて, 内部的に業
務上使用する目的で上記の行為を行うことは私的使用には該当せず違法です. また私的使用のためであっ
ても, 代行業者等の第三者に依頼して上記の行為を行うことは違法です.

エビデンスに基づいた診断・治療，患者さんへの説明のよりどころとなる，整形外科医必携のシリーズ。

日本整形外科学会 診療ガイドライン

腰痛
診療ガイドライン 2019
改訂第2版

■B5判・104頁　2019.5.
ISBN978-4-524-22574-3
定価（本体 3,000 円＋税）

外反母趾
診療ガイドライン 2014
改訂第2版

■B5判・156頁　2014.11.
ISBN978-4-524-26189-5
定価（本体 3,500 円＋税）

骨・関節術後感染予防
ガイドライン2015
改訂第2版

■B5判・134頁　2015.5.
ISBN978-4-524-26661-6
定価（本体 3,200 円＋税）

橈骨遠位端骨折
診療ガイドライン 2017
改訂第2版

■B5判・160頁　2017.5.
ISBN978-4-524-25286-2
定価（本体 3,800 円＋税）

腰椎椎間板ヘルニア
診療ガイドライン
改訂第2版

■B5判・108頁　2011.7.
ISBN978-4-524-26486-5
定価（本体 2,600 円＋税）

変形性股関節症
診療ガイドライン 2016
改訂第2版

■B5判・242頁　2016.5.
ISBN978-4-524-25415-6
定価（本体 4,000 円＋税）

軟部腫瘍
診療ガイドライン 2012
改訂第2版

■B5判・132頁　2012.3.
ISBN978-4-524-26941-9
定価（本体 3,600 円＋税）

大腿骨頚部/転子部骨折
診療ガイドライン
改訂第2版

■B5判・222頁　2011.6.
ISBN978-4-524-26076-8
定価（本体 3,800 円＋税）

アキレス腱断裂
診療ガイドライン

■B5判・92頁　2007.6.
ISBN978-4-524-24786-8
定価（本体 2,600 円＋税）

腰部脊柱管狭窄症
診療ガイドライン 2011

■B5判・78頁　2011.11.
ISBN978-4-524-26438-4
定価（本体 2,200 円＋税）

前十字靱帯(ACL)損傷
診療ガイドライン2019
改訂第3版

■B5判・104頁　2019.2
ISBN978-4-524-24841-4
定価（本体 3,000 円＋税）

上腕骨外側上顆炎
診療ガイドライン

■B5判・64頁　2006.6.
ISBN978-4-524-24346-4
定価（本体 2,000 円＋税）

頚椎後縦靱帯骨化症
診療ガイドライン 2011
改訂第2版

■B5判・182頁　2011.11.
ISBN978-4-524-26922-8
定価（本体 3,800 円＋税）

頚椎症性脊髄症
診療ガイドライン 2015
改訂第2版

■B5判・116頁　2015.4.
ISBN978-4-524-26771-2
定価（本体 3,000 円＋税）

日本整形外科学会
症候性静脈血栓塞栓症
予防ガイドライン 2017

■B5判・98頁　2017.5.
ISBN978-4-524-25285-5
定価（本体 2,800 円＋税）

定価は消費税率の変更によって変動いたします．消費税は別途加算されます．

20190415tsu